Der Cocainismus

Ein Beitrag zur Geschichte und Psychopathologie der Rauschgifte

von

Dr. Ernst Joël und **Dr. F. Fränkel**
Berlin · Berlin

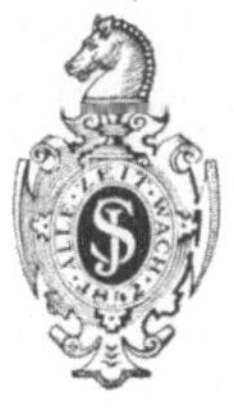

Springer-Verlag Berlin Heidelberg GmbH

1924

Sonderabdruck aus
Ergebnisse der inneren Medizin und Kinderheilkunde
25. Band.

ISBN 978-3-662-38777-1   ISBN 978-3-662-39675-9 (eBook)
DOI 10.1007/978-3-662-39675-9

Inhaltsverzeichnis.

Einleitung.

Der in Deutschland — wenn auch nicht so stark wie im Ausland — nach
dem Kriege sich ausbreitende Cocainmißbrauch hat uns seit etwa zwei Jahren im
krankenhausärztlichen Dienst wie auch privatim mit Cocainisten in Berührung
gebracht, die von ihrer Leidenschaft befreit zu werden wünschten. Bei dem
Mangel einer den heutigen Verhältnissen entsprechenden Literatur über diesen
Gegenstand waren wir darauf angewiesen, uns aus eigener Anschauung ein Bild
des gegenwärtigen Cocainismus zu verschaffen. Die Erfahrungen, die wir dabei
gesammelt haben, sind in der vorliegenden Abhandlung zusammengefaßt.

Über die Methodik unserer Studien sei einleitend noch folgendes bemerkt:
Der moderne Cocainismus ist keine rein klinische, sondern auch eine soziale
Erscheinung. Deshalb konnten wir auf Beobachtungen außerhalb des Krankenhauses keinesfalls verzichten, ja wir haben sie sogar in großer Anzahl dort
angestellt, wo sich das eigentliche Leben und Treiben dieser Cocainisten abspielt,
aber auch deshalb, weil unter der Anstaltsentziehung wichtige Symptomen-
bilder rasch verschwinden, manche gar nicht erst zur Beobachtung kommen,
ganz abgesehen davon, daß der Cocainist überhaupt nicht sehr häufig klinischer
Patient ist. Sodann ist, wie noch gezeigt werden soll, die Unbefangenheit
des Cocainisten eine fast unerläßliche Bedingung zum Eintritt der typischen
Giftwirkung, auf deren vollständige Erfassung es uns ja zunächst ankommen
mußte. Andererseits erschien uns zur richtigen Würdigung dieser Typen ihr
Verhalten und Handeln gegenüber den vielfältigen Bedingungen ihres gewöhnlichen Lebens wesentlicher als innerhalb des Krankenhausmilieus. Indem
uns so die Beobachteten mehr und mehr ihr Vertrauen schenkten und uns
Einblick in ihre Lebensführung gestatteten, war es auch möglich, sie über längere
Zeiträume zu verfolgen, als es für gewöhnlich der Anstaltsbeobachtung möglich ist.

Neben den eigenen Studien haben wir jedoch auch die früheren, aus der
Zeit des kombinierten Morphincocainmißbrauches stammenden, verwertet und
schließlich auch solche Erfahrungen herangezogen, die gelegentlich medizinaler
Cocainanwendung entstanden sind, soweit sie für das Verständnis der körperlichen und psychischen Giftwirkung bei Cocainisten beitragen können.

Die Studien sind mit wenigen Ausnahmen in Berlin angestellt. Wir haben
auch an dieser Stelle den Herren Professoren G. Klemperer, Hahn, E. Rost
und Anselmino für Überlassung des klinischen Materials und wertvolle Rat-
schläge unseren verbindlichsten Dank abzustatten.

Pharmakologisches.

I.

Das Cocain ist ein Alkaloid der Cocapflanze, Erythroxylon coca (Lamarck),
die in Peru, Bolivien, Columbia und Brasilien heimisch ist und von der es

Kulturen in Westindien, Ceylon, Java, Sansibar, Australien und Kamerun gibt. Verwandte Arten kommen noch in anderen Ländern Südamerikas sowie in Mexiko vor.

Erythroxylon coca ist ein etwa $1^1/_2$ m hoher Strauch, dessen rasch und sorgfältig getrocknete Blätter das Alkaloid enthalten. Alle 12—14 Monate findet die Ernte durch Entblätterung der Pflanzen statt, in günstigsten Landstrichen sogar dreimal jährlich, wenn auch nicht ohne Schaden für die Kulturen. Nach 8—10 Jahren werden die Sträucher durch neugepflanzte ersetzt, da die Blätter von alten Sträuchern fabrikatorisch nicht geschätzt werden. Nach 3 Jahren tragen diese neuen Kulturen die erste Ernte. Der Alkaloidgehalt der Blätter ist unbeständig; er ist bei den verschiedenen Sorten verschieden und richtet sich im übrigen nach dem Alter der Blätter, deren jüngere mit einem Gehalt bis zu $2,5^0/_0$ am reichsten sind, während ältere zwischen 0,7 und $1,75^0/_0$ schwanken (Hager).

Außer dem Cocain, dem einzigen krystallisierenden Alkaloid der Blätter, kommen eine Anzahl sogenannter Nebenalkaloide in ihnen vor, wie Cocamin, Isococamin, Cynnamylcocain, Isatropylcocain und einige andere. Aus den Blättern wird bereits in Südamerika das Rohcocain dargestellt und dieses zur weiteren Verarbeitung exportiert. Dieses Rohcocain, das etwa $90^0/_0$ Cocain enthält und unmittelbar mißbräuchlich benutzt werden kann, wird in Deutschland nicht eingeführt, sondern Cocablätter javanischer Herkunft.

Das Cocain, eine weiße krystallisierende Substanz mit dem Schmelzpunkt von 93^0 und einer sehr geringen Löslichkeit in Wasser, besitzt die Bruttoformel $C_{17}H_{21}NO_4$. Das gewöhnliche Cocain ist linksdrehend; ein künstlich herstellbares, isomeres, rechtsdrehendes Cocain unterscheidet sich physiologisch dadurch, daß es die Anästhesie rascher eintreten, aber auch nur kürzere Zeit anhalten läßt. Durch Behandlung mit Alkalien oder Säuren zerfällt Cocain in Ekgonin, Benzoesäure und Methylalkohol:

$$C_{17}H_{21}NO_4 + 2H_2O \rightarrow C_9H_{15}NO_3 + C_6H_5 \cdot COOH + CH_3OH$$

Ekgonin   Benzoesäure   Methylalkohol

Durch die Erkenntnis der Ekgoninstruktur durch Willstätter (1898) ist auch der Aufbau des Cocains aufgeklärt worden:

$$\begin{array}{l}
H_2C - CH - C \diagup^{COOH}_{\diagdown H} \\
\qquad | \qquad\quad N(CH_2) \diagup C \diagdown^H_{HO} \\
H_2C - CH - CH_2
\end{array}$$
Ekgonin.

Das Ekgonin ist chemisch eng verwandt mit dem bei Zersetzung von Atropin auftretenden Tropin; es ist Tropincarbonsäure. Durch Benzoylisierung in der Hydroxylgruppe und Veresterung der Carboxylgruppe durch Methylalkohol entsteht Cocain:

Das Cocain ist also ein Benzoylekgoninmethylester.

Die Möglichkeit, das Ekgonin zum Cocain zu vervollständigen, hat ein zweifaches Interesse. Zunächst ein praktisches. Da nämlich die erwähnten Nebenalkaloide der Cocapflanze zum Teil Ekgoninderivate darstellen, so kann man von ihnen über das Ekgonin, z. B. durch Behandlung des salzsauren

$$\begin{array}{l}
H_2C - CH - C \diagup^{COOCH_3}_{\diagdown H} \\
\qquad | \qquad\quad N(CH_3) \diagup C \diagdown^H_{O \cdot COC_6H_5} \\
H_2C - CH - CH_2
\end{array}$$
Cocain.

Ekgonins mit Benzoesäureanhydrid und von dem so entstehenden Benzoylekgonin durch Verestern der Carboxylgruppe mit Methylalkohol halbsynthetisch zum Cocain gelangen. Dadurch wird natürlich die Ausbeute über die ursprünglich in den Blättern enthaltene Cocainmenge erheblich vergrößert. Sodann ist aber auch die Cocainsynthese für die theoretische Fragestellung über die Zusammenhänge zwischen chemischer Struktur und Wirksamkeit von großer Bedeutung. Indem man durch Abspaltung der Benzoylgruppe Ekgoninmethylester, durch Abspaltung der Methylgruppe Benzoylekgonin herstellen, durch Abspaltung beider Gruppen zum Ekgonin zurückgelangen kann, indem man weiter sowohl in der Hydroxyl- wie in der Carboxylgruppe des Ekgonins anderweitige Körper einsetzen kann, wurden wichtige, über den besonderen Fall des Cocains herausgehende allgemeine Erkenntnisse vermittelt.

Paul Ehrlich hat gezeigt, daß das Cocain bei Mäusen eine eigentümliche vacuoläre Leberdegeneration mit Anämie, Glykogenschwund und Fettinfiltration hervorruft, wie er sie bei keiner anderen Vergiftungsform gesehen hatte. Bei der weiteren Untersuchung, ob für diese konstante Wirkung der ganze Komplex des Cocainmoleküls notwendig sei, stellte sich heraus, daß weder Benzoyl- noch Methylekgonin die für das Cocain spezifischen

Leberveränderungen bewirkten. Die weitere Frage, welche Bedeutung der Substitution der Carboxylgruppe und des Hydroxyls zukomme, wurde mit künstlich hergestellten Cocainen so aufgeklärt, daß die Substitution der ersteren ohne Änderung der Cocainwirkung vorgenommen werden konnte. Bei Ersetzung des Benzoylrestes durch andere Säureradikale zeigte sich nun, daß trotz mangelnder oder mangelhafter Anästhesierungsfähigkeit die typischen pathologischen Leberveränderungen auch hier zu finden waren, so daß also diese ein umfassenderes Kriterium der Cocainreihe darstellen als die anästhetische Funktion, wobei die Art der Substitution weniger bedeutungsvoll als die Vollständigkeit des Substituts sein soll. Die grundlegenden Untersuchungsergebnisse Ehrlichs sind in nachstehender Tabelle zusammengestellt:

Substanz	Anästhesierungsvermögen	Für das Cocain typische Leberveränderungen
Benzoylekgoninmethylester	+	+
Benzoylekgonin	—	—
Methylekgonin	—	—
Chlorhydrat des Cocoisobutylins . . .	+	—
Isatropylcocain	—	+
Phenylacetylekgoninjodhydrat	(+)	+
Valerylcocainjodhydrat	—	+
Phthalyldiekgoninjodhydrat	—	+

Die Benzoylgruppe ist dagegen nach den Untersuchungen von Filehne als anästhesierendes Moment im Cocain wichtig. Ja, es hat sich in Verfolgung dieser Annahme gezeigt, daß Benzoylierung anderer Substanzen, z. B. des Morphins und des Chinins diesen einen anästhesierenden Effekt, allerdings geringeren Grades, verleiht, und von Einhorn wurde darauf hingewiesen, daß auch anderen basischen Estern der Benzoesäure, wenn auch nicht ohne vorangehende Gewebsreizung, die Fähigkeit zur örtlichen Betäubung zukommt. Eliminiert man aus dem Cocain die beim Stickstoff stehende Methylgruppe, allgemeiner: die Alkylgruppe, so erhält man die Norcocaine, die besonders stark anästhetisch wirken, aber toxischer als das Cocain sind.

Faßt man die Ergebnisse der hier nur kurz referierten Untersuchungen zusammen, so gehören nach S. Fränkel für das Zustandekommen einer typischen cocainartigen Wirkung drei Bedingungen zusammen: 1. das Ekgoninmolekül oder ein ähnliches (wie z. B. das Tropin), 2. der Eintritt eines aromatischen Restes, besonders der Benzoylgruppe ans Hydroxyl (andere aromatische Säureradikale bewirken Herabsetzung, aliphatische Aufhebung des anästhesierenden Effektes), 3. Veresterung einer etwa vorhandenen Carboxylgruppe, wodurch die sauren Eigenschaften des Ekgonins verdeckt werden, wie dies beim Cocain durch Methylalkohol geschieht, ebensogut aber auch durch andere Radikale der aliphatischen Alkohole, nicht durch aromatische Verbindungen, bewirkt werden kann (Cocäthylin, Cocapropylin, Cocaisopropylin, Cocaisobutylin).

Pharmakologische Untersuchungen über die Stereoisomerie der Cocaine wurden von Gottlieb vorgenommen. In praktischer Beziehung ist das wichtigste Ergebnis die Feststellung, daß die rechtsdrehende Pseudo-Verbindung nur etwa halb so giftig auf das Nervensystem wirkt, als Leitungsanaestheticum, aber doppelt so wirksam ist. Es gleicht demgemäß das d-ψ-Cocain in seinem Verhalten eher einem verstärkten Novocain als dem Blätter-Cocain (linksdrehende Normalverbindung).

Ob die Bedingungen zum Zustandekommen der uns hier besonders interessierenden psychischen Wirkungen mit den für die lokale Betäubungsfunktion notwendigen zusammenfallen, ist bislang nicht untersucht worden. Eine andere, ebenso unentschiedene Frage ist die, ob die Vergiftungserscheinungen bei der Droge und dem isolierten Alkaloid die nämlichen sind.

Die beim Studium der Cocainstruktur gewonnenen Ergebnisse fanden bald zur synthetischen Bereitung der Cocainersatzmittel auch ihre praktische Anwendung. Durch Verbindung von Benzoe- und Oxybenzoesäurederivaten mit der Amidogruppe gelangte man zu den Präparaten vom Typ des Orthoforms und Anästhesins, durch Veresterung der Aminoalkohole mit der Amidobenzoesäure zum Novocain, weiter zum Stovain, Alypin und β-Eucain. Alle diese Ersatzmittel sind im Gegensatz zum Cocain sterilisierbar, billiger und weniger giftig, aber auch weniger anästhesierend. Nach Marshall ist bei intravenöser Injektion beim Kaninchen unter Zugrundelegung der Giftigkeit von Cocain = 1,0, die des Alypins = 0,9, des Stovains 0,55, des β-Eucains 0,4, des Novocains 0,3. Das Novocain wirkt dreimal schwächer anästhesierend als das Cocain.

Medikamentös wurde früher das Cocablatt selbst verwendet. In der amerikanischen, englischen, französischen, schweizerischen und italienischen Pharmakopöe finden sich noch heute Anweisungen zur Bereitung von Cocafluidextrakt, Cocatinktur und Cocawein. Seit der Reindarstellung des Alkaloids ist fast nur dieses, und zwar zur Erhöhung seiner Löslichkeit als Cocainsalz angewendet worden. Von den vielfach hergestellten Salzen seien das in einigen ausländischen Pharmakopöen vorkommende Cocainsalicylat, das Sulfat, Nitrat, Lactat, Citrat, Stearinat, Benzoat angeführt; praktische Bedeutung kommt heute jedoch nur dem salzsauren Salze zu, als der fast durchgängigen medizinalen Anwendungsform.

Cocainhydrochlorid stellt nach Angabe des Deutschen Arzneibuches ansehnliche, farblose, durchscheinende, geruchlose Krystalle dar, die in Wasser und Weingeist leicht löslich sind. Der Schmelzpunkt liegt bei 183°. Die Lösungen verändern Lackmuspapier nicht, schmecken bitter und rufen auf der Zunge eine vorübergehende Unempfindlichkeit hervor. Cocainhydrochlorid ist zu 0,75 Teilen in 1 Teil kalten Wassers löslich. Sein Molekulargewicht beträgt 339,65. Es enthält 89,25 % der freien Base. Wäßrige Lösungen zersetzen sich allmählich, und zwar um so schneller, je dünner sie sind, ebenso wirkt Siedehitze, weshalb ein Sterilisieren von Cocainlösungen nicht möglich ist. Andererseits, sich selbst überlassen, schimmeln derartige Lösungen ziemlich leicht. Die einzelne innerliche Höchstgabe beträgt nach fast allen Pharmakopöen 0,05 g (dagegen nach der schweizerischen und russischen 0,03), die größte Tagesgabe 0,15 (dagegen für die Schweiz 0,06, für Rußland 0,12).

Wichtig ist für praktisch-diagnostische Zwecke die Kenntnis einiger Identitäts- und Reinheitsreaktionen, die wir dem deutschen Arzneibuch entnehmen. Zunächst kann der Schmelzpunkt bestimmt werden, wobei aber auf langsames Erwärmen zu achten ist. Schnelle Wärmezufuhr kann den Schmelzpunkt auf über 200° heraufsetzen (nach Herzog und Hanner). Der Schmelzpunkt des bei der Prüfung differentialdiagnostisch oft in Betracht kommenden Novocains liegt bei 156°. Sodann kann als einfache Prüfung auf Cocain die Verbrennung dienen, die weniger als 0,1 % (also praktisch gar keinen) Rückstand hinterlassen soll, was aber auch für Novocain gilt. In der wäßrigen, mit Salzsäure angesäuerten Lösung ruft Quecksilberchloridlösung einen weißen, Jodlösung einen braunen, Kalilauge einen weißen, in Alkohol und in Äther leicht löslichen Niederschlag hervor. Wird eine Lösung von 0,05 g Cocainhydrochlorid in 5 ccm Wasser mit 5 Tropfen Chromsäurelösung versetzt, so entsteht durch jeden Tropfen ein gelber Niederschlag, der sich jedoch beim Umschwenken der Mischung wieder löst. Auf Zusatz von 1 ccm Salzsäure findet eine dauernde Ausscheidung des gelben Niederschlages statt (Cocainchromat). Wird 0,1 g Cocainhydrochlorid mit 1 ccm Schwefelsäure auf 100° erwärmt und vorsichtig 2 ccm Wasser zugesetzt, so entsteht der Geruch von Benzoesäuremethylester, der sich aus einem Teil des zunächst frei vorhandenen Methylalkohols und der Benzoesäure bildet. Die beim Erkalten sich abscheidenden Benzoesäurekrystalle sind in Alkohol löslich. Wird eine Lösung von 0,05 g Cocainhydrochlorid in 2 ccm Wasser mit 2 Tropfen einer 1%igen Kaliumpermanganatlösung versetzt, so scheiden sich violett gefärbte Krystalle ab, die aus Cocainpermanganat bestehen. Eine ohne Schütteln vorsichtig hergestellte Mischung von 0,1 g Cocainhydrochlorid in 80 ccm Wasser mit 2 ccm Ammoniak (1 Teil Ammoniak auf 9 Teile Wasser) darf bei ruhigem Stehen im sorgfältig gereinigten Glas keinerlei Trübung zeigen. Bei Reiben der Wandung mit einem Glasstab treten Cocainkrystalle auf. Dieser Versuch ist wichtig zur Prüfung auf fremde Cocabasen, vor allem auf Isatropylcocain. Ein sehr praktisches, aber auch für Novocain geltendes Reagens ist Cobaltnitrat. Verreibt man es in Substanz mit Cocainkrystallen, so färben sich diese intensiv blau. — Löst man 0,1 g Cocainhydrochlorid in 3 ccm Wasser unter Zufügung von 3 Tropfen verdünnter Schwefelsäure und setzt 3 Tropfen einer Kaliumpermanganatlösung hinzu, so ergibt sich eine violette Färbung, die bei Ausschluß von Staub innerhalb einer halben Stunde keine Abnahme zeigen darf. Novocain hingegen wird sofort oxydiert und führt eine Entfärbung herbei. Gegen Novocain kann als weitere Unterscheidung die Diazoreaktion gelten, die wegen der dort anwesenden Aminogruppe positiv ausfällt. Man versetzt hierzu eine Lösung von 0,1 g der fraglichen Substanz in 5 ccm Wasser mit 2 Tropfen Salzsäure, darauf mit 2 Tropfen Natriumnitritlösung und trägt dieses Gemisch in eine Lösung ein von 0,2 g β-Naphthol in 1 ccm Natronlauge und 9 ccm Wasser. Durch das Natriumnitrit wird eine anwesende Aminogruppe diazotiert und die Diazoniumverbindung durch β-Naphthol zu einem scharlachroten Farbstoff gekuppelt. Bei Anstellung der Reaktion mit Cocainhydrochlorid ergibt sich eine gelblich-grünliche Färbung.

II.

Im allgemeinsten Sinne ist Cocain für niedere Lebewesen ein Protoplasmagift, welches zunächst erregend oder erregbarkeitssteigernd, dann lähmend wirkt[1]).

Je höher man in der Tierreihe aufsteigt, um so spezifischer erweist sich das Cocain als ein Nervengift, und zwar sowohl für den Zentralapparat, als auch für die peripheren Nerven und den Endapparat. Für das Zustandekommen und die Intensität der Gesamtwirkung ist der Grad der hydrolytischen Spaltung von Bedeutung, da ja nur die Base wirksam ist, sodann auch der Umstand, daß das Cocain durch gleichzeitige Anämisierung des Applikationsbezirkes seinen Übergang in die allgemeine Zirkulation selber hemmt. Durch Adrenalin wird eine noch längere Fixation erreicht, der anästhetische, aber auch der motorische Lähmungseffekt verstärkt. Die Konzentration der Cocainlösung ist insofern bedeutungsvoll, als bei gleicher Gesamtmenge dünnere Lösungen weniger giftig als konzentriertere sind. Bei der Bildung von Hautquaddeln liegt bei einer Verdünnung von etwa 1 : 20000 seine Wirksamkeitsgrenze. Nach Goldscheiders Untersuchungen über den Einfluß des Cocains auf den Hautsinnesapparat schwindet zunächst das Kitzelgefühl, dann der Temperatursinn, dann das Schmerzgefühl, schließlich der Tast- und Drucksinn, wobei der Lähmung wahrscheinlich eine anfängliche Erregbarkeitssteigerung der Nervenendigungen vorangeht. Im Gegensatz zu der für Cocain undurchdringlichen Haut der höheren Tiere wird die schleimhautähnliche Froschhaut durch 2%ige Lösungen absolut gefühllos. In gemischten Nerven (z. B. im N. ischiadicus des Frosches) wird zunächst die sensible Leitung, später die motorische unterbrochen, wobei es auch hier zu einer kurz dauernden Erregbarkeitserhöhung kommt. Verschiedene Faserarten und Faserrichtungen, vasoconstrictorische und vasodilatatorische Nerven

---

[1]) Wir folgen hier im wesentlichen der Darstellung von Poulsson im Handbuch der experimentellen Pharmakologie, soweit sie für unsere späteren Erörterungen von Bedeutung ist. Die wichtigsten tierexperimentellen Arbeiten stammen von Anrep, Mosso, Kobert, Tumass, Poulsson und Grode.

können ein verschiedenes Verhalten zeigen. Durch Unterbrechung der zentripetal in den sensiblen Fasern, zentrifugal in den vasomotorischen Fasern verlaufenden Reflexbahnen wirkt Cocain wie alle Lokalanaesthetica entzündungshemmend. Die gleiche Reihenfolge im Eintritt der Lähmung für die differenten Gefühlsarten tritt bei der lumbalen Anästhesie in die Erscheinung. Druckgefühl schwindet später als Schmerz; Schmerz wird als Druck empfunden. Gelegentliche Parästhesien unmittelbar nach der Injektion sprechen für initiale Erregung.

Auch die einzelnen Geschmacksempfindungen schwinden in bestimmter Reihenfolge: 1. für bitter, 2. für süß, 3. für salzig, 4. für sauer. Vor der Geschmackslähmung verschwindet an der Zunge die Schmerzempfindung, und ganz zum Schluß erst die Berührungsempfindung.

Die initiale Erregbarkeitssteigerung durch Cocain läßt sich besonders gut beim Geruchsinn verfolgen, indem der Anosmie eine Hyperaesthesia olfactoria vorangehen kann.

Am Auge bewirken einige Tropfen einer 2—3%igen Cocainlösung zunächst leichtes Brennen, dann Gefühl von Trockenheit, nach etwa 5 Minuten Anästhesie, an welcher die Iris nicht vollkommen teilnimmt. Die conjunctivalen Gefäße werden erheblich verengert, die Netzhautgefäße werden jedoch nur bei resorptiver Vergiftung deutlich blaß. 5—10 Minuten nach der Einträufelung kommt es zu Pupillenerweiterung, die in der nächsten halben Stunde zunimmt, bereits nach einer Stunde zurückgeht und niemals maximal ist; die Pupille kann sich auf Atropin noch mehr erweitern, andererseits sich auf Licht, Konvergenz, Akkommodation, Pilocarpin, Physostigmin und Muscarin verengen. Die kleinste wirksame Dosis für Mydriasis bei subcutaner Applikation beträgt 0,03 g. Gleichzeitig mit der Mydriasis kommt es zur Protrusion des Bulbus und zur Erweiterung der Lidspalte. Diese drei Veränderungen kommen bei Exstirpation des obersten Halsganglions nicht zustande. Am Hunde- und Katzenauge können durch Cocain Hemmungen in der Empfindlichkeit des dilatatorischen Apparates beseitigt werden, so daß sonst unwirksame intravenöse Adrenalingaben nunmehr wirksam werden. Cocain wäre demnach auch hier als Anaestheticum und nicht als Reizmittel aufzufassen.

Die Akkommodationsfähigkeit ist nach Cocaineinträufelung oft eingeschränkt, der Nahepunkt etwas heraus-, der Fernpunkt etwas hereingerückt. Vereinzelt kommt es zu Diplopie und Nystagmus.

Am Zentralnervensystem bewirkt Cocain bei direkter Applikation aufs Gehirn (Hunde) in wenigen Minuten heftige Vergiftung mit epileptiformen Anfällen. Bei direkter Pinselung der psychomotorischen Zentren mit 0,005%iger Lösung (Tumass) erfolgt Herabsetzung der Erregbarkeit, so daß epileptiforme Anfälle erst durch stärkeren elektrischen Strom ausgelöst werden können als normalerweise. Nach Pinselung des Gehirns und der Medulla oblongata mit 1%iger Lösung wurde Kontraktion der Splanchnicusgefäße, nach Applikation von Cocainkrystallen Lähmung der vasomotorischen Zentren beobachtet. Bei resorptiver Vergiftung fehlen diese durch hohe Temperaturen begünstigten Krämpfe nach Abtragung der Großhirnrinde (Feinberg), wie auch bei neugeborenen Tieren mit noch unentwickelter Rinde. Dagegen kommen auch unter diesen Bedingungen Pendelbewegungen und cerebellare Gleichgewichtsstörungen zustande. Das Labyrinth wird im Sinne der Exstirpation beeinflußt.

Bei Kaltblütern sind Exzitation und Krämpfe weniger ausgesprochen, Lähmungseffekte überwiegend. Dementsprechend sterben höhere cocainvergiftete Tiere entweder an allgemeiner Erschöpfung im Anschluß an Konvulsionen oder infolge von Kreislauf- und Atemlähmung, niedere Tiere bei stärkeren Dosen an rasch eintretender totaler Lähmung. Überstehen sie derartige Dosen, so kann es bei ihnen nach Ausscheidung oder Zerstörung der Hauptmenge zu Exzitation und schwachen Krämpfen kommen. Je höher in der Tierreihe, um so ausgesprochener die psychische Alteration. Nach Kunkel ist auch hier die Erregung nur eine scheinbare, der durch Cocain bedingte Hemmungsfortfall das Entscheidende. Aber auch schon bei Fröschen ist ein, wenngleich kurzes Stadium der motorischen Erregung, welches dem Krampfstadium vorangeht, zu registrieren, wenn die Dosen mittelgroß sind (1—2 mg). Bei Kaninchen (bei Dosen von 15—20 mg pro Kilogramm) kommt es zu ausgeprägtem Bewegungsdrang. Bemerkenswerterweise können sich die Tiere nach einer Viertelstunde beruhigen, geraten dann aufs neue in Erregung, und dieser Wechsel kann sich mehrfach wiederholen. Nach 1—2 Stunden kehren sie zur Norm zurück. Bei schwereren Graden der akuten Vergiftung kommt es zu Tremor, Kaubewegungen, Zuckungen der Extremitäten. Die Kaubewegungen scheinen etwas sehr Typisches zu sein. Bei Ratten hat man die Cocainwirkung auch durch Untersuchung ihres Verhaltens im kreisförmigen Irrgarten festgestellt. Es zeigte sich, daß kleine Gaben auf findige Ratten keine Wirkung ausübten, während größere Dosen den Irrweg verlängerten. Hunde werden psychisch durch Cocain ganz besonders alteriert und sind empfindlicher als Meerschweinchen und Kaninchen. Dosen von 2—5 mg pro Kilogramm versetzten sie in Erregung, die sich in Bellen und Umherlaufen kundgibt, 10 mg machen bereits eine starke Exzitation, anscheinend einen frohen Rausch mit unwiderstehlichem Bewegungsdrang, Tanzen auf den Hinterbeinen usw. 20 mg verursachen momentan starke Aufregung, die sich offenbar zu ängstigenden Halluzinationen steigert, indem die Tiere in die Luft schnappen, heulen, zittern und sich verstecken. Sie zeigen dabei starke Gleichgewichtsstörung. Pferde werden auf 5 mg pro Kilogramm unruhig, schreckhaft und bekommen bei noch stärkeren Dosen tobsuchtsähnliche Anfälle mit Schlagen und Beißen. Kleine Affen werden nach 30 mg (Gesamtdosis) unruhig, schwindlig und bekommen nach etwa 5 Minuten durch Schreien eingeleitete epileptiforme Anfälle, die durch Chloralhydrat unterdrückt, durch Morphin gesteigert werden.

Die Cocainkrämpfe hören beim Kaninchen nach Chloroforminhalation auf. Umgekehrt kann durch große Cocaindosen ein tief narkotisiertes Tier geweckt, beinahe stillstehende Atmung in Gang gebracht, der Blutdruck gehoben werden. Bei vorangehender subduraler Lumbalinjektion von Cocain hat eine sonst krampferzeugende Strychnindosis nur geringe Wirkung, wie auch eine vorausgeschickte Strychnindosis durch Cocain aufgehoben oder abgeschwächt werden kann. (Man hat Cocain als Antagonist bei Chloroformvergiftung vorgeschlagen.)

Ob im Blut kreisendes Cocain periphere Anästhesie erzeugen kann, wird wegen der zumeist zu starken Verdünnung bestritten. Die oft beobachtete sogenannte Totalanästhesie wird demnach als Ausdruck zentraler Empfindungslähmung aufgefaßt. Jedenfalls ist es möglich, durch subcutane Dosen von 0,01 g Cocain die Abdominalorgane anästhetisch und durch Injektion von Cocain in eine Mesenterialvene das ganze Tier analgetisch zu machen.

Auf die Arterien wirkt Cocain im Sinne einer schnell eintretenden Kontraktion, was besonders bei den Schleimhäuten, aber auch an der Haut gut verfolgbar ist. Später folgt Gefäßerweiterung. Daß auch bei den Gefäßwirkungen Dosierungsfragen für den endgültigen Effekt ausschlaggebend sind, läßt sich an der Froschzunge veranschaulichen, bei welcher dünne Lösungen (1 : 20 000 bis 1 : 1000) kurzdauernde Gefäßverengerungen, stärkere ausgesprochene Dilatation hervorrufen. Die Hirnarterien werden bei Hunden inkonstant beeinflußt. Die Gefäßverengerung wird von einigen Autoren analog der Pupillenwirkung des Cocains als Sensibilisierung für das vorher nur latent wirksame Adrenalin aufgefaßt (Fröhlich und Loewi), wofür auch das gegensätzliche Verhalten isolierter Organe spricht, bei denen ja das Adrenalin fehlt und die in der Regel mit Dilatation reagieren.

Wirkung am Herzen. Das Froschherz verhält sich bei Auftropfen einer 1%igen Lösung wie auch bei intramuskulärer Injektion ähnlich wie bei Digitalis, indem die diastolische Erweiterung zunächst weniger vollständig ist, nach 3—5 Kontraktionen bei weiterschlagenden Vorhöfen eine Pause eintritt und schließlich systolischer Ventrikelstillstand erfolgt. Am isolierten Säugetierherzen (nach Langendorff - Gottlieb - Magnus) macht Cocain in einer Verdünnung von 1 : 100 000 stärkere, aber langsamere Kontraktionen, bei Verdünnung von 2 : 100 000 kräftigere Herztätigkeit bei verlangsamtem Puls und Abnahme der Systolenhöhe, bei weiterer zunehmender Konzentration erfolgt Kleinerwerden des Pulses und schließlich (bei 30—50 : 100 000) diastolischer Stillstand. Bei Säugern bewirken große Cocaindosen sofortiges Fallen des Blutdruckes und Tod, kleine Dosen bedeutende, langanhaltende Hypertonie — wahrscheinlich durch Erregung des Gefäßnervenzentrums — und Tachykardie, welche als Acceleransreizung aufgefaßt wird. Tachykardie und Hypertonie brauchen nicht parallel zu gehen. Bei Hunden sieht man bisweilen sogar Herabsetzung des Pulses bei gleichzeitig erhöhtem Blutdruck. Elektrische Reizung des Halssympathicus nach Cocainsensibilisierung steigert den Blutdruck höher als im Kontrollversuch (Tatum).

Atmungsorgane. Cocain macht zunächst Tachypnoe bei unveränderter Inspiration, so daß das Minutenvolumen wächst. Später wird die Inspiration oberflächlicher, es kommt zu Cheyne - Stokesschem Atemtyp und schließlich zu inspiratorischem Stillstand. Am isolierten Präparat setzt Cocain den Tonus der Bronchialmuskulatur herab und ebenso bei intravenösen Gaben den durch Peptoninjektion hervorgerufenen Bronchialmuskelkrampf des Meerschweinchens.

Vegetatives System und Drüsen. Nach großen Dosen werden lebhafte Magenbewegungen beobachtet, später herabgesetzte Motilität. (Nach Helmzing erfolgt bei Katzen auch eine Ausscheidung des Cocains durch die Magenschleimhaut.) Der Dünndarm wird bei Kaninchen und Hund durch kleine Gaben erregt, durch größere gelähmt. Entsprechendes Verhalten ist bei anderen Organen mit glatter Muskulatur beobachtet worden, z. B. bei den Genitalien. Auf sekretorischem Gebiete wurde beim Hunde Salivation festgestellt; am Pankreas, an der Leber und Niere kam es zu keiner deutlichen Wirkung. Noch wechselnder sind die beim Menschen gemachten Beobachtungen. Die Leberveränderungen der Mäuse wurden schon früher erwähnt (vgl. S. 3).

Die Leistung der Skelettmuskulatur verbessert sich im allgemeinen nach innerlichen Gaben von etwa 0,1 g. Besonders beim ermüdeten Muskel wird die willkürliche Arbeit erheblich, die durch elektrische Reizung nur wenig befördert, d. h. der Einfluß ist überwiegend zentraler Natur (Mosso). Größere Cocaindosen setzen natürliche wie auch elektrisch ausgelöste Arbeit auf die Hälfte der Norm herab. Nach Frank und Katz hebt Cocain den tonischen Zustand des Muskels auf, d. h. das Sarkoplasma geht in einen mehr flüssigen Zustand über, dem die plastische Bildsamkeit fehlt.

Stoffwechsel. Versuche an hungernden Tieren ergaben keinen Unterschied der mit Cocain behandelten zu den Kontrollen. Bei größeren Dosen starben die cocainisierten Hungertiere zuerst. Ebenso sind auch nach neueren Untersuchungen beim Hunde Dosen von 10 mg Cocain pro Kilogramm Tier ohne Einfluß auf Stickstoffumsatz und Fettausnutzung. 15 mg verringerten die Fettausnutzung, machten die Stickstoffbilanz negativ und riefen Gewichtsverlust hervor. Nach großen Cocaindosen kommt es zur Glykosurie. Bei phlorizindiabetischen Hunden wird die Zucker- und (nach Fleischer) auch die Harnstoff- und Phosphorsäureausscheidung und bei hungernden die Acetonausscheidung herabgesetzt. Bei Fröschen, Kaninchen und Hunden erscheint vermehrte Milchsäure im Harn.

Wärmehaushalt. Temperaturerhöhung nach Cocain zeigen vor allem Hunde (3—5°). Bei Pferden und Kühen steigt die Temperatur bis um 3°, bei Kaninchen und Katzen um

1—2⁰. Die Temperaturerhöhung tritt unabhängig von Krämpfen auch bei curarisierten Tieren auf. Umgekehrt begünstigen aber hohe Temperaturen den Eintritt von Krämpfen. Die als Sympathicuswirkung aufzufassende Hyperthermie, die durch vermehrte Wärmeproduktion bei vielleicht etwas verminderter Wärmeabgabe zustande kommt, kann durch Narkotica der Fettreihe herabgesetzt werden, während Antipyrin ohne Einfluß ist. Nach Isenschmid steigert Cocain die Temperatur der Kaninchen auch nach Ausschaltung der Wärmeregulationszentren.

Auf das Blut wirkt Cocain in vitro hämolytisch, jedoch erst in so hohen Konzentrationen, wie sie im lebenden Organismus nicht vorkommen. Cocainvorstufen haben nur geringe oder gar keine Wirkung.

Über das Schicksal des Cocains im Organismus und über die Gewöhnung wird im Zusammenhang eines späteren Abschnittes berichtet (vgl. S. 67).

Geschichte des Cocainismus.

Die Geschichte der Cocablätter und des Cocains hat sich in einem merkwürdigen Kreislauf bewegt. Als Rausch- und Reizstoff entdeckt, blieb jahrhundertelang ihre therapeutische Verwendbarkeit verborgen. Mit der Erkennung einer neuen Eigenschaft, seiner örtlichen Betäubungsfähigkeit, trat das Cocain in die Medizin ein, und sein ursprüngliches Wesen, Hirngift zu sein, wurde jetzt zur störenden und gefürchteten Nebenwirkung, die bekanntlich zu seiner Verdrängung durch eine große Reihe synthetischer Präparate beitrug, nach einer Zeit, die an sich kurz war, aber doch hinreichte, um sich in einer neuen Umgebung als Genußgift aufs neue durchzusetzen und sich als solches neben den verbleibenden therapeutischen Indikationen zu behaupten.

Als Pizarro und die Seinen im Jahre 1532 Südamerika eroberten, lernten sie einen Strauch, Erythroxylon coca, kennen, dessen Blätter, die sie kauten, bei den Eingeborenen als allgemein verbreitetes Genußmittel in hohem Ansehen standen und der, wie fast alle Rauschgifte, mit vielen Sagen und Sitten des religiösen und staatlichen Lebens der Inkas aufs engste verknüpft war. Er wurde als ein Geschenk der Götter gepriesen, und es hieß von ihm, daß er die Hungrigen sättige, den Müden und Erschöpften neue Kräfte verleihe und die Unglücklichen ihren Kummer vergessen lasse. Mit Coca im Munde verrichtete man Gebete, den Toten gab man sie mit ins Grab, den Göttern brachte man sie als Rauchopfer dar, Grubenarbeiter warfen ihre ausgekauten Cocablätter gegen die harten Metalladern, die sie dadurch leichter bearbeiten zu können glaubten. Die Liebesgötter wurden mit Cocablättern in der Hand dargestellt und damit wohl die sexuell stimulierende Wirkung der Blätter zum Ausdruck gebracht.

Immer wieder haben Reisende über die erstaunliche Wirksamkeit der Cocapflanze berichtet, die die Indianer befähigte, beschwerliche Märsche im Gebirge mit Gepäck, weite Schnelläufe als Depeschenträger, mühseligste Arbeiten fast ohne Nahrung und Schlaf zu vollbringen. Man lernte Leute kennen, die diesen Gebrauch in einem landesüblich als maßvoll angesehenen Umfang betrieben und die in kleinen Mengen während der Arbeitspausen oder in größeren bei festlichen Anlässen die Blätter kauten, wenn sie ihrer zu besonderen Leistungen bedurften, andere wieder, die ihrem regelmäßigen Genuß leidenschaftlich frönten. Dabei wurde die Droge nicht allein gekaut, sondern fast immer in Mischung mit anderen Bestandteilen, z. B. mit Kalk, mit Tabak oder mit der Asche dürrer Chenopodiumzweige, Llipta oder Llucta genannt, was vielleicht zur Erhöhung der Löslichkeit der wirksamen Alkaloide, vielleicht auch zur

Verhüllung des bitteren Geschmackes oder auch zur Anregung des Speichelflusses dienen sollte. Trugen die mäßigen Cocakauer, die etwa 30—40 g Blätter täglich, entsprechend einem Cocaingehalt von etwa 0,2 g zu sich nahmen, keine merklichen Gesundheitsschädigungen davon, so gerieten jene anderen Coqueros, die auf 300—400 g Blätter täglich kamen, in einen ersichtlichen körperlichen Verfall, wurden als ikterisch und abgezehrt geschildert, mit halonierten, glanzlosen Augen, stumpfem Gesichtsausdruck, apathischem, manchmal verworrenem Wesen, nicht selten der Verblödung anheimfallend. Sehr anschaulich beschreibt Tschudi, wie sich diese Coqueros in den Ruinen der Wohnungen ihrer Vorfahren verbergen und sich dort tagelang dem leidenschaftlichen Genuß hingeben. „Dort hat ihre aufgeregte Phantasie die wunderbarsten Visionen, bald in unbeschreiblich schönen und wonnigen Gestalten, bald aber in grauenhaften Bildern." „Durch welche Bedingungen eigentlich der Coquero in seinen normalen Zustand zurückkehre, habe ich nie recht in Erfahrung bringen können, es scheint aber, daß weniger das Bedürfnis nach Schlaf oder natürlicher Nahrung als der Mangel an Coca diesem tagelangen Rausch ein Ende setze."

Bald wurde den Eroberern und später den Forschungsreisenden die Droge auch aus eigenen Versuchen bekannt. Moréno y Maiz z. B. (zit. bei Anrep) beschreibt fast überschwenglich die Wirkung bei sich selbst als die „seligsten Momente seines Lebens": 40 Stunden lang ohne jede Mattigkeit und Hunger, bei äußerster Aufgeräumtheit und unwiderstehlich angetrieben, allerhand Kraftleistungen zu unternehmen, fühlte er sich, ohne einen Augenblick das Bewußtsein zu verlieren, in einer phantastischen, völlig unbekannten Welt.

Doch blieb auch die Gefährlichkeit des Mittels nicht unerkannt. Man nannte es „einen Gegenstand ohne Nutzen, für die Mißbräuche und den Aberglauben der Indianer geschaffen", und der Glaube der Eingeborenen an die kräftigende Wirkung der Coca wurde in einem Dekret vom Jahre 1569 als „una elusion del Demonio" bezeichnet. Besorgt, daß Coca die allgemeine Moral und Willfährigkeit der Eingeborenen untergrabe, versuchten die Eroberer die Kultivierung der Pflanze in andern Gegenden mehrfach zu verhindern, bis sie schließlich einsahen, daß ihre Herrenansprüche bei Weitergebrauch des Mittels durch die Eingeborenen besser geschützt, die Ausbeutung der Arbeitskräfte, z. B. in den Bergwerken geradezu gefördert werde. Später machten sich auch mehrere Geistliche zu Anwälten der Coca. Sie empfahlen sie für Berufe mit körperlichen Strapazen wie Seefahrer, ebenso aber auch für arme Leute mit unzureichender Ernährung und schließlich für geistige Arbeiter, Gelehrte und Studenten. Den Cocagenuß völlig zu verbieten, so argumentierte man, wäre ebenso unsinnig wie das Verbot des Alkohols unter der Begründung, er könne zum Säuferwahn führen. Noch heute ist der Cocakonsum in Südamerika enorm. Nach Kobert (1906) soll in Peru und Bolivien der jährliche Verbrauch etwa 16 Millionen Kilogramm der Blätter betragen.

Ob in den folgenden Jahrhunderten die Droge zu Genußzwecken in Europa eine Rolle gespielt hat, darüber ist uns nichts berichtet. Daß sie unter den in Südamerika lebenden Weißen benutzt wurde, ist jedoch sicher. Ebenso wie hochgestellte Peruaner sich mehrmals täglich zu ihrem Genuß zurückzogen (denn er galt bei ihnen als etwas Vulgäres), so kam es auch bei jenen zu heimlichem Cocamißbrauch, zu dem sich oft mehrere zusammenfanden, zu förmlichen Klubbildungen.

Man könnte meinen, daß mit der Reindarstellung des Cocains die Gefahr des Cocainismus auch für Europa gegeben war.

Als Niemann und Lossen 1860 aus dem Cocablatt in Wöhlers Laboratorium das Cocain isoliert hatten, war jedoch noch kein Anlaß zu genußsüchtiger Verwendung hierzu gegeben, blieb doch neben der damals schon bekannten anästhesierenden Wirkung auf der Zunge seine exzitierende Wirkung unbeachtet; dies um so mehr, als Schroff in Selbstversuchen Depression, erschwertes Denken usw. festgestellt hatte, woraufhin das Cocain mehr als ein Narkoticum angesehen wurde.

Nachdem Samuel Percy schon 1856 auf die Möglichkeit einer therapeutischen Verwendung des anästhesierenden Effektes der Cocablätter hingewiesen hatte, ebenso auch Moréno y Maiz nach dem Ausfall seiner Tierversuche, wurde 1869 das Cocain von Fauwel in der Laryngologie angewendet und in der Folgezeit das Zustandekommen der Anästhesie näher studiert. Aber erst durch die Einführung des Cocains in die Augenheilkunde durch Köller in Wien im Jahre 1884 (nachdem übrigens schon Coupard und Borderau sich im Tierexperiment 1880 von der kornealen Anästhesierungsfähigkeit durch Cocain überzeugt hatten) wurde es der Ärzteschaft im großen Umfange bekannt, und nun, als jeder Arzt das Pharmakon in Händen hatte, als zu der augenärztlichen Verwendung die zahnärztliche sich gesellte, es in der Hals-, Nasen- und Ohrentherapie, in der urologischen und gynäkologischen Praxis und ferner durch die Techniken der Infiltrations- und Leitungsanästhesie allgemein chirurgisch zur Verwendung kam, als man es schließlich auch in der internen Medizin gegen Nausea, Erbrechen, Cardialgien benutzte, füllten sich bald die Zeitschriften mit Berichten über teilweise sehr schwere Zufälle, die die Hirngiftigkeit des Mittels für seine ärztliche Verwendung nicht unbedenklich erscheinen ließen und gleichzeitig eine große individuelle Empfindlichkeitsbreite enthüllten. Schon 6 Jahre nach seiner Einführung waren über 400 Fälle bekannt geworden (Mannheim, Falk), in denen es neben mannigfaltigen körperlichen Störungen auch zu solchen auf psychischem und nervösem Gebiete gekommen war: Erregungszustände, Halluzinationen, Delirien, Gleichgewichtsstörungen, Konvulsionen, epileptiforme Krämpfe und Amaurosen; zum Teil hatten die Fälle einen letalen Verlauf genommen[1]).

Immerhin waren dies alles erst akute Intoxikationen. Und ob es in der Folge, vielleicht neben ganz vereinzelten Fällen, zu chronischer Vergiftung, zu gewohnheitsmäßigem genußsüchtigem Mißbrauch größeren Stils gekommen wäre, ist noch sehr fraglich, da alle bekannt werdenden Nebenerscheinungen in ihrer Schwere eigentlich weniger als Verlockungen denn als Abschreckungen wirken mußten.

Zu leidenschaftlichem Cocaingenuß kam es erst durch das Hinzutreten eines besonderen Momentes, welches bemerkenswerter-, aber durchaus verständlicherweise eine andere Toxikomanie, nämlich der Morphinismus war. Ein amerikanischer Autor W. H. Bentley hatte nämlich darauf hingewiesen, daß sich Morphium- und übrigens auch Alkoholentziehungskuren unter Zuhilfenahme von Cocain bedeutend erleichtern ließen. Er und mehrere spätere Autoren,

---

[1]) Die neueste Zusammenstellung von Nebenwirkungen des Cocains bei medizinaler Verwendung findet sich bei Seifert.

so z. B. Dujardin - Beaumetz, v. Fleische, Wallé, hatten beobachtet,
daß die quälenden Depressionserscheinungen, die Anorexie, die Kreislauf-
schwäche und andere Zufälle, die oft genug zum Scheitern der Morphium-
entziehungskur in den ersten Tagen führten, einer wenigstens auf Stunden sich
einstellenden Heiterkeit und Zuversicht wichen, wenn man bei abnehmenden
oder aussetzenden Morphiumdosen mehrere Cocaingaben einlegte, wozu man
sich um so berechtigter hielt, als im Gegensatz zum Morphin dem Cocain
jeglicher Anreiz zur Angewöhnung abgesprochen wurde. Smidt und Rank,
die sich des Cocains bei Morphinisten angeblich mit Erfolg bedienten, bringen
eigentlich selbst Material für eine sehr rasche Angewöhnung und geben dabei
ein geradezu groteskes Bild einer aktuellen Cocainpsychose bei einem ihrer
Patienten.

Wie weit man zum Teil in der Unterschätzung der Cocaingefahren, mehr
noch: in der völligen Verkennung der nervösen Cocainwirkung überhaupt ging,
zeigt ein Aufsatz von Maerkel, in dem auseinandergesetzt wird, daß Cocain
kein eigentliches Nervinum darstelle, weil ihm das Depressionsstadium, selbst
nach Dosen von 0,1 g, fehle. Daß kein Verlangen, kein Hunger, aber auch kein
„Katzenjammer" eintrete, liege daran, daß der Angriffspunkt des Cocains die
Drüsen seien, das Nervensystem dagegen durch seine Wirksamkeit sogar ein
Plus an Nährmaterial erhalte. Freud, einer der ersten, der sich kritisch mit den
Cocainwirkungen beschäftigte, bemerkt, daß das geringe Verlangen nach Cocain
bei wiederholter Zufuhr, ja sogar die Abneigung, die man dann empfinde, wohl
der Grund sei, daß sich das Cocain trotz einiger warmer Empfehlungen in Europa
keinen Platz als Genußmittel erworben hat. Ja, der damals oft diskutierte
Gesichtspunkt einer angeblichen Sparwirkung des Cocains im Stoffwechsel
führte sogar zu der militärärztlicherseits ernsthaft gemeinten Anregung, Cocain
zur Erhöhung der Leistungsfähigkeit in großem Umfang in der Armee zu verwenden und selbst noch 1890 weist der Militärarzt Aschenbrandt auf den
„eminenten Nutzen" hin, den Cocain bei den Marschleistungen der Soldaten
bewirke.

In Deutschland war es Wallé, der 1884 der Verwendung des Cocains bei
der Morphiumentziehung Eingang verschaffte mit der Behauptung, Cocain
sei ein spezifisches Antidot des Morphins. Es dauerte kaum ein Jahr, daß
die ersten auf diesem Wege entstandenen Fälle von Cocainsucht berichtet wurden.
Warnende Stimmen erhoben sich schon auf dem Naturforscherkongreß vom
Jahre 1885, vor allem die Erlenmeyers, der in dem ersten deutschen Aufsatz
über Cocainsucht bis zur Forderung ging, die Staatsbehörde möge die subcutane
und innerliche Anwendung des Cocains kurzerhand verbieten. Man kann aus
so rigorosen Forderungen schließen, wie erschreckend das Bild gewesen sein muß,
das jene erstmalig beobachteten Morphiococainisten darboten.

Unglücklicherweise ging trotz dieser Warnungen, denen sich auch bald
andere Autoren, so besonders Lewin, anschlossen, die Indikation der Cocainanwendung bei Morphinismus in populäre Schriften und Zeitungsmitteilungen
über, noch dazu in einer Form, die das Cocain geradezu als harmloses Ent-
wöhnungsmittel hinstellten. In Amerika spielte es sogar im Inseratenteil der
Tagespresse lange Zeit eine große Rolle. Und das Cocain, das unter strengster
Anstaltsüberwachung vielleicht gelegentlich eine gewisse Hilfe bei der Morphin-
entziehungskur bilden mochte, wurde den auf eigene Faust arbeitenden Morphi-

nisten zum Fluch, indem nun nicht etwa nur an die Stelle des Morphins das Cocain trat, sondern fast immer beide Manien kombiniert wurden, so daß z. B. Kraepelin in seinem Handbuch der Psychiatrie angibt, nur selten reine Fälle von Cocainismus gesehen zu haben.

So war das Cocain auf einen günstigen Boden gekommen, handelte es sich doch fast ausschließlich um Personen, die sich entweder ganz allgemein als toxikomanisch charakterisieren lassen oder die doch zum mindesten durch ihr ganzes Vorleben einer weiteren Depravation indifferent gegenüberstanden, vielleicht sich sogar durch eine gewisse Giftfestigkeit auszeichneten. Folgerichtig war es auch, daß diese Cocainisten bei der ihnen vom Morphium gewohnten Applikationstechnik, der subcutanen Einspritzung, verblieben.

Der so entstandene Morphiococainismus, welcher, wie noch erörtert werden soll, neben den Wirkungen des Morphins die des Cocains deutlich hervortreten ließ und dessen psychotische Erscheinungen nach der damals üblichen Einteilung als „halluzinatorische Paranoia" bezeichnet wurden, wurde in der Folgezeit des öfteren beschrieben.

Zweifellos hat im Laufe der 90er Jahre, soweit sich das aus der Literatur ersehen läßt, die Häufigkeit des Morphiococainismus abgenommen, nachdem sich jene therapeutische Verwendung des Cocains selbst so erschreckend ad absurdum geführt hatte (Kobert, Kunkel).

Der Cocainmißbrauch, den wir heute nicht nur in Deutschland, sondern in der ganzen Welt sehen, trägt ein ganz anderes Gesicht. Seine eigentliche Ausbreitung beginnt im Krieg und in der Nachkriegszeit, aber er hat immerhin gewisse Vorläufer. So wurde besonders in den Jahren 1912 und 1913 aus Paris berichtet, daß in den Quartiers latins und in der Umgebung des Montmartre Studenten, Apotheker, besonders aber Prostituierte die Unsitte des Cocainschnupfens betrieben, daß sie sich in ganz bestimmten Lokalen versammelten, und es wurde uns von Augenzeugen beschrieben, daß man dort nachts Frauen begegnen konnte, die ungeniert um ein Cocainpulver bettelten oder, wenn sie in dem Passanten einen Arzt vermuteten, ihn um ein Rezept angingen. Man kannte bereits die Perforation der Nasenscheidenwand als Folge solches Schnupfens. Mehrfach konnte damals die Pariser Polizei größere Giftmengen beschlagnahmen, und in der Pariser Psychiatrischen Gesellschaft machten Beaussart und Briand u. Vichon nachdrücklichst auf die Gefahren des Cocainismus aufmerksam.

Beachtung verdient in diesem Zusammenhange ferner eine Schilderung des amerikanischen Militärarztes W. B. Meister, welcher ebenfalls noch vor Ausbruch des Weltkrieges in der nordamerikanischen Armee eine Cocain-„Endemie" aufdeckte, die in ihrem Bilde große Ähnlichkeit mit den heutigen Verhältnissen zeigt. Während eines Manövers war bei sonst kräftigen Leuten wiederholt Kollaps beobachtet worden. Nachforschungen ergaben, daß ein Cocainist, der das Pulver von einer Prostituierten bekam, seine drei Stubenkameraden zum Schnupfen verführt hatte, und daß diese wieder die Quelle für 8 weitere Fälle bildeten. Die Beschaffung war verhältnismäßig leicht, indem unter Namensfälschungen Bestellungen bei Drogisten und Großhandelsfirmen aufgegeben waren. Die Dosierung betrug bei einem Neuling etwa 0,06 g, bei alten Leuten („old bucks") etwa 0,3 g, und diese Dosen wurden von den „snowbirds" genannten Cocainisten so lange wiederholt, bis es zum Rausch, zum „snowstorm" kam.

Es ist für die Psychologie des Krieges bemerkenswert, daß nervöse Reizbarkeit und Erschöpfung zu einer Steigerung der Genußgifte auch in den Ländern führte, deren Bevölkerung entweder überhaupt nicht oder doch unverhältnismäßig gering am Kriege beteiligt war. Dies gilt für Amerika und die Schweiz, die erwiesenermaßen während des Krieges ganz besonders Cocainmißbrauch zu verzeichnen hatten. Von den kontinentalen kriegführenden Ländern ist auch hier Frankreich an erster Stelle zu nennen, wo bereits 1916 umfangreiche Prozesse gegen ganze Banden von Cocainschiebern stattfanden und gleichzeitig auch eine verschärfte Gesetzgebung eingeleitet wurde.

Die Ausbreitung des Cocainismus im Kriege kann nur zum geringen Teil aus unmittelbaren medizinischen Anlässen her erklärt werden, wie dies etwa für das Anschwellen des Morphinismus durchaus zutrifft. Nur ein ganz spärlicher Bruchteil der Verwundeten und Kranken hatte ja überhaupt Gelegenheit, mit Cocain in Berührung zu kommen. Zweifellos sind aber indirekt einige Morphinisten, besonders Ärzte, auf der Suche nach Ersatzmitteln ans Cocain geraten und bei ihm verblieben.

Weit wichtiger aber ist, daß der Krieg bei gewissen Kreisen der Zuhausegebliebenen wie auch späterhin bei vielen Heimgekehrten die allgemeinen psychischen Bedingungen zu einem Giftkonsum großen Stils schuf. Im Kriege: rasches und verhältnismäßig leichtes Geldverdienen bei Ausschaltung einer großen Anzahl früherer Vergnügungs- und Verausgabungsmöglichkeiten, die Unsicherheit der ganzen Lebenslage, die zu einer überhasteten und möglichst viel erraffenden Genußgier führte; nach dem Kriege: die Entfremdung geregelter Arbeit, oft die Vernichtung der wirtschaftlichen Existenz, ein gesteigertes und vergröbertes Rauschbedürfnis nach Jahren des Verzichtes, jene ganze Stimmungslage, wie sie in der Tanzwut, der massenhaften Eröffnung flachster Unterhaltungsstätten, der ungenierteren Entfaltung der Prostitution zum Ausdruck kam, — alles das bildete einen günstigen Boden für die Ausbreitung des neuen Mißbrauchs.

Zu diesen für fast alle Länder geltenden Bedingungen kamen für Deutschland noch einige besondere. So besonders die noch einige Jahre nach dem Kriege fortdauernde Alkoholknappheit, deren Bedeutung für den Konsum anderer Genußgifte je gerade neuerdings an Hand der Erfahrungen Rußlands und Amerikas diskutiert wird. Sodann jene ungeheure Verschleuderung von Heeresgut, die bei uns nach dem Zusammenbruch einsetzte und unter die natürlich auch die wertvollen Bestände der Sanitätsdepots fielen. Um wie große Giftmengen es sich dabei handelte, kann man leicht ermessen, wenn noch heute immer wieder gerade im illegalen Verkehr Heerescocain zum Vorschein kommt. Eine weitere Bedingung war folgende: Wie uns aus Rußland berichtet wurde, bemerkten schon während des Krieges einige chemische Fabriken eine auffallend gesteigerte Nachfrage nach Cocain, die, wie sich herausstellte, von gewissen Truppenteilen ausging. In der Tat hatten sich eine große Anzahl von russischen Feldzugsteilnehmern, besonders Intellektuelle und Offiziere, dem Cocaingenuß ergeben. Aus diesen Kreisen rekrutierten sich nun Personen, die nach der russischen Revolution auf deutscher Seite gegen die rote Armee, in welcher übrigens ebenfalls Cocain geschnupft wurde, kämpften, und diese waren es, wie uns immer wieder übereinstimmend mitgeteilt wurde, die die Unsitte auch in den deutschen Truppenverbänden einführten. Es ist geradezu erstaunlich, wieviel ehemalige Angehörige der Freikorps man unter den Berliner Cocainisten findet, wenigstens in den Kreisen, in welchen wir hauptsächlich unsere Studien gemacht haben. Eine immer wiederkehrende Schilderung jener Freischärler, die im Baltikum, in Posen oder in Schlesien an den Kleinkämpfen teilgenommen" haben, ist die Durchsuchung der Apotheke auf Cocainvorräte nach der Besetzung eines Ortes. Indem nun diese Leute in die Großstädte zurückkehrten, widmeten sich einige unter ihnen, erwerbslos und haltlos, wie sie waren, dem Cocainhandel, und da, wie wir noch sehen werden, in der ganzen Form des Cocainschnupfens die Elemente der Geselligkeit und Proselytenmacherei liegen, so waren jene Händler (und sind es noch) darauf angewiesen, ihrer Ware immer wieder neue Kunden zuzuführen, das besondere Bedürfnis nach Cocain zu schaffen, um es dann zu befriedigen. Mit welchem Erfolge sie arbeiteten, zeigte sich bald. Das vorher fast unbekannte Wort Cocain, an Straßenecken und in Nachtcafés, Spelunken und Dielen den Passanten und Gästen zugeflüstert, war in wenigen Monaten, auch unter dem Spitznamen „Koks", aller Welt bekannt.

Das eigentlich Bedenkliche und Gefährliche dieses Treibens war es, daß es sich nicht auf Halbwelt- und Bohêmekreise beschränkte, deren müßige Gewohnheiten vielleicht gleichgültiger sein dürften, sondern daß es sch gerade auch in den Kreisen der proletarischen, meist arbeitslosen Jugend abspielte. Und von der Verbreitung und Wertschätzung, die das Cocain zunehmend erfuhr, zeugt nichts besser, als die in vielen Gerichtsverhandlungen bis in die jüngste Zeit immer wieder zutage tretende Tatsache, daß es zu allen möglichen Betrügereien und Schleichhandelsunternehmungen auch von solchen benutzt wurde, die im übrigen keinen genußsüchtigen Gebrauch von ihm machen, fernerhin daß es als beliebter Gegenstand der Unterhaltungsliteratur, des Films und des Tingeltangels zur Verwendung kam, im Kriege vor den Musterungen auf Heerestauglichkeit eingenommen wurde und sogar neuerdings bei Strafsachen fälschlich als Exkulpationsumstand angegeben wird.

Auf diesen neuartigen Cocainismus und seine Gefahren machte in Deutschland S t r a u b zuerst aufmerksam und schlug sogar ein Verbot der Cocainproduktion vor. Die Gesundheitsbehörden, die auf Grund dieser Warnungen sogleich Nachforschungen über Cocainmißbrauch einleiteten, konnten jedoch trotz seiner Popularität an den zuständigen Stellen nicht allzuviel Material erhalten, was ebenso wie die Schwierigkeit einer Bekämpfung sogleich verständlich werden wird, wenn wir uns über die Gepflogenheiten der Händler und ihrer Abnehmer etwas näher unterrichten.

Was zunächst die soziale Zusammensetzung der cocainkonsumierenden Kreise betrifft, so ist sie bei aller Verschiedenheit der einzelnen Typen im ganzen doch einheitlicher als die der Morphinisten. Sind jene zumeist neuropathische Personen aller Volksschichten, die durch schwere Krankheit oder ihren Beruf (Ärzte usw.) die Bekanntschaft des Morphiums gemacht haben, so finden sich die Cocainisten außer in den Heilberufen hauptsächlich in jenen Gruppen, die dem geregelten Erwerbsleben ferner stehen: Müßiggänger aus der literarischen und artistischen Bohême, Spieler, Sportinteressenten, Angehörige der eleganten und der proletarischen Prostitution, Schieber und Schleichhändler, Söldner, Filmstatisten, Kellner, Nachtportiers, Hotelpagen, Kuppler, Zuhälter, Gelegenheitsarbeiter, Gelegenheitsverbrecher, aber auch sehr viel Halbwüchsige, die unverschuldet arbeitslos sind. Oft wird der Erwerb gewechselt, vielfach weiß man überhaupt nicht, wovon diese Leute leben, woher sie das Geld für das kostspielige Cocain nehmen. Für alle diese Typen sind ihre Lokale, wo alle Gäste einander kennen, das Ganze oft genug einen fast klubmäßigen Eindruck macht, Vergnügungs- und Arbeitsstätten zugleich. Diese über die ganze Stadt verteilten Lokale variieren den wirtschaftlichen Abstufungen ihrer Besucher entsprechend zwischen gesuchter Eleganz und ärmlichster Einfachheit, wobei man aber oft genug beobachten kann, daß gerade in den trübsten Spelunken und Kellern ein verhältnismäßig wohlsituiertes Publikum verkehrt. So sahen wir z. B. einen Rechtsanwalt, der, ohne zu ruhen, von der Cocainkneipe in seine Kanzlei, einen Kaufmann in leitender Stellung, der von dort aus in sein Geschäft fuhr. Andere wieder suchen lieber jene eleganten Lokale des Westens auf, wo sich eine weit kostspieligere Halbwelt nicht nur mit ihresgleichen, sondern auch mit Kreisen des begüterten Bürgertums trifft. Es wurde uns mehrfach geschildert, daß dort, wo fast jeder seine Cocainbüchse bei sich trägt, das Schnupfen kaum mehr die Sensationen eines heimlichen und unerlaubten Genusses bereitet, daß man sich eine Prise kaum anders als ein Glas Kognak bestellt. Es sei hier bereits angemerkt, daß, wenigstens in Berlin, die erwähnten einfachen Lokale sehr häufig gleichzeitig Verkehrslokale der männlichen Prostitution und der Invertierten bilden, worüber später noch in anderem Zusammenhange gesprochen werden soll. Die weibliche Prostitution scheint sich bei uns im Gegensatz z. B. zu Frankreich des Cocains weniger zu bedienen. Wo sie es tut, gebraucht sie es übrigens in der meist ausgesprochenen Absicht, sich nachts rege zu erhalten und den in Gesellschaft des Partners etwa gepflogenen Alkoholgenuß und seine Folgen durch heimliche Prisen zu paralysieren, wie denn überhaupt die antagonistische Wirkung von Alkohol und Cocain bei richtiger Dosierung wohlbekannt ist und oft ausgenutzt wird. So lernten wir einen wenig alkoholtoleranten Kellner eines Animierlokals kennen, der auf den Rat seiner Freunde das Cocainschnupfen begann, um dem ihm berufsmäßig allabendlich aufgenötigten Bierkonsum standhalten zu können.

Liegen in den soeben beschriebenen Verhältnissen noch gewisse sachliche Motivierungen des Cocainschnupfens vor, so fehlen solche bei der überwiegenden Mehrzahl der Cocainisten, und auch der erste Anlaß ist häufig ein zufälliger. Indem diese Personen in den geschilderten Kreisen verkehren, geraten sie fast unfreiwillig an das weiße Pulver, welches so modern ist und dessen erstaunliche Wirkungen sie bei ihren Kameraden oft bewundern. Zuweilen bekommt es ihnen nicht, oder sie verspüren nicht die geringste Wirkung. Dann aber wird meist aus bloßem Korpsgeist, aus Großmannssucht — nicht anders wie bei Tabak und Alkohol — trotzdem weitergeschnupft, zunächst also ohne jeden euphorischen Gewinn, bis es eines Abends doch zum gewünschten Effekt kommt, und dieser wird dann möglichst bald reproduziert. Manche beginnen zu schnupfen, wollen damit jedoch nach einigen Tagen, da sie keinerlei Genuß daran haben, wieder aufhören und gewahren zu ihrem Erstaunen, daß ihnen nunmehr etwas „fehlt". Nur ein Bruchteil, aber immerhin ein beachtenswerter, kommt ohne gesellige Veranlassung ans Cocain; das sind entweder Ärzte, besonders solche, die es in ihrem Spezialfach häufig anzuwenden haben, Pflegepersonen, besonders in Entziehungsanstalten, die, von den Patienten bestochen, es nunmehr nicht nur diesen, sondern aus Neugierde auch sich selbst verschaffen, und es sind schließlich Patienten, denen unvorsichtige Ärzte das Mittel zu beliebig wiederholtem Gebrauch in die Hand gegeben haben, besonders Heuschnupfenkranke, Patienten mit bestimmten Nasenaffektionen, chronischen Rachenkatarrhen usw. Es ist verständlich, daß die oft wiederholte, rasche Beseitigung schmerzhafter Sensationen bei einer gewissen Disposition schließlich auch zur Anwendung ohne besondere Indikation führt.

Aus dem Gesagten ergibt sich jedenfalls, daß zur Entstehung und Verbreitung des Cocainismus das „infektiöse", das gesellige Moment das entscheidende ist. Es ist ein in der Geschichte der Genußgifte wohl einzigartiger Fall, daß mit der bloßen Änderung der Applikationsweise, hier also mit dem Ersatz der Injektion durch die Prise, eine alte und schon fast abgetane Toxikomanie wieder neu aufkommt, jetzt aber ein ganz anderes Gepräge hat als früher. Eine Spritze kann man niemand anbieten, wohl aber eine Schnupfdose, und in diesem einfachen Faktum liegen bereits viele Voraussetzungen zu einer großzügigen Proselytenmacherei. Die Prise hat vor der Spritze auch noch den Vorzug, keinen Stich, keinen Schmerz, keinen Absceß zu machen, sie ist nicht zerbrechlich, und das Pulver nimmt im Gegensatz zur Lösung nur einen äußerst geringen Raum ein. Aber auch pharmakologisch sind andere Voraussetzungen gegeben. Wie man in der medikamentösen Praxis die therapeutische Dosis möglichst weit von der toxischen zu sehen wünscht, so ist hier jetzt durch die veränderte Anwendungsform die euphorische Dosis ein beträchtliches Stück von der toxischen entfernt worden. Die Resorption ist unvollständiger, der Eintritt des Giftes in den Kreislauf verzögert, die Wirkungsstärke deutlich gemäßigt, die Wirkungsdauer verlängert. Stadien werden nun im Symptomenbilde der Vergiftung unterscheidbar oder kommen jetzt erst zur Beobachtung, die sich bei dem stürmischen Ablauf des Spritzcocainismus kaum oder gar nicht ausprägten. Und wie die einzelne Genußperiode, z. B. ein Abend, in seinem Ablauf wesentlich verlängert ist, so ist auch die gesamte Ausübungsdauer des Mißbrauchs eine fast unbeschränkte geworden, indem nunmehr das Gift nicht mehr in so rapider Weise zum Verfall führt. Ja es gibt jetzt sogar Gelegenheitscocainisten, auch mäßige Cocainisten, so wie es in Peru immer mäßige Coqueros gegeben hat.

Es sei hier jedoch gleich bemerkt, daß manche Schnupfcocainisten gelegentlich auch einmal einen Versuch mit einer Injektion machen. Zuweilen gehen sie dabei von der Vorstellung aus, daß dies für sie vielleicht zuträglicher sei als die nasale Einnahme, bei welcher, wie sie meinen, das Gift fast unmittelbar ins Gehirn gelange. Diese Fälle sind jedoch vereinzelt. Andere haben ausprobiert, daß die Einführung von cocaindurchtränkten Wattetampons in die Nase wirtschaftlicher sei als das Schnupfen in Substanz; doch ist auch das die Ausnahme. Vereinzelt wird Cocain in Schnaps oder Sekt geschüttet, noch seltener haben wir das Rauchen von Cocainzigaretten (die übrigens früher, vgl. Dtsch. Med. Zeit. 1888 als Gegenmittel gegen Nicotin verordnet wurden) beobachtet, deren Tabak in eine möglichst hochprozentige Cocainlösung eingelegt worden war; der Verlust an Cocain wird vermutlich hier noch größer sein als bei der ebenfalls schon verschwenderisch arbeitenden nasalen Applikationsart. Oft kommt es beim Schnupfen zu derartigen Reizerscheinungen der Nase, daß zur innerlichen Darreichung übergegangen werden muß. Unter solchen Umständen machen sich manche Cocainisten zur Vermeidung der ihnen meist unangenehmen Mundanästhesie kleine Papierröhrchen, mittels derer sie

ihr Pulver unmittelbar in den Schlund hineinschütten. Anale Applikation,
die vorkommen soll, haben wir selbst nicht beobachtet. Hierbei scheint eine
sexuelle Komponente mitzuspielen. Dagegen kennen wir mehrere Beispiele,
die einen perversen Einschlag beim nasalen Cocaingenuß deutlich demonstrieren.

Im allgemeinen ist der Cocainist, wie schon erwähnt, eine gesellige Persönlichkeit. Er nimmt seine Pulver im Kreise gleichgesinnter Kameraden, in dem
Lokal, in dem er den übrigen Gästen, wie vor allem den Händlern, wohlbekannt
ist. — Zuweilen veranstaltet er aber auch in seiner Häuslichkeit, sofern er sie
besitzt, eine Cocain-Nacht, zu der die besten Freunde eingeladen werden und
bei welcher es sein Ehrgeiz ist, alle möglichst „irre" zu machen. Von solchen
Nächten unterhält man sich noch lange. — Die Händler, die sich in den Lokalen
als Gäste oder als Angestellte des Wirtes (Kellner, Garderobenwächter, Portiers)
unter dem Publikum bewegen, vermeiden es in der Regel, ihre Ware auszu-
bieten, sie lassen sich im Gegenteil darum bitten und betrachten den Verkauf
als eine Gefälligkeit, die sie dem anderen erweisen. Sie selbst beziehen ihr Cocain
von dem sogenannten „Großhändler", dessen Quellen ihnen selbst schon nicht
mehr zugänglich sind, oder aber sie verschreiben es sich auf gestohlenen oder
gefälschten Rezeptformularen oder auf einem gewöhnlichen Stück Papier,
meist mit dem Vermerk „ad usum proprium". Unter freigiebiger Verwendung
streckender Zusätze (bis zu $50\,^0/_0$), vor allem von Borsäure, Salicylsäure, Milch-
zucker und dem fälschungstechnisch sicher am geschicktesten gewählten Novocain teilen sie Apothekerfalzen zu etwa 0,05—0,07 g ab, die dann als ein „Päckchen" verkauft werden. Der Preis beträgt bei Berücksichtigung des fälschenden
Zusatzes etwa das 5—10fache des regulären, so daß das Geschäft der Händler
recht einträglich ist. Je nach ihren Bezugsquellen und je nach ihrer Ehrlichkeit
besitzen die Cocainhändler einen sehr verschiedenen Ruf, und die wechselnde
Qualität der „Ware" spielt als Gesprächsthema eines solchen Lokals eine oft
geradezu beherrschende Rolle. („Fabelhafte Ware heute abend", „stark gemischt", „garantiert reine Mercksche Ware" usw.) Manche Cocainisten untersuchen an Ort und Stelle ihr Pulver, nicht nur indem sie die Intensität und
Wirkungsgeschwindigkeit des anästhesierenden Effektes an der Zungenspitze
erproben, sondern indem sie etwas Substanz in ein Glas Wasser werfen
und seine Lösung und Schlierenbildung aufmerksam verfolgen — bei der außerordentlichen Hygroskopie des salzsauren Cocains keine ganz schlechte Prüfung.
Aber auch die Permanganatprobe ist vielen geläufig. Gerne lassen sie sich ihr
Cocain chemisch untersuchen, und wir selbst sind auf diese Weise in den Besitz
einer großen Menge von meist verfälschten Präparaten gekommen, bei denen
wir Schmelzpunktsbestimmungen und die chemischen Prüfungen des Deutschen
Arzneibuches ausgeführt haben.

Meist nimmt der Cocainist am Tische sitzenbleibend seine Prise mittels
einer Nagelfeile oder aus der tabatière anatomique und vergißt fast nie, die
geleerte Falze vorm Wegwerfen gründlich abzulecken. Nach kurzer Zeit macht
sich ein erneutes Verlangen bemerkbar, und dies wiederholt sich dann bis zur
Erschöpfung des Cocainvorrates und des Geldes. Er wird dann noch oft genug
versuchen, sich bei Bekannten neuen Stoff zu erbetteln oder zu erborgen. Gelingt
ihm das nicht, so versetzt er rücksichtslos Wert- und Kleidungsgegenstände,
zumal ihn die Wirkung des Giftes bereits hemmungsloser und unbedenklicher
gemacht hat. Wieviel Cocain der einzelne in einer solchen Nacht verbraucht,

ist wegen der Verfälschungen schwer zu sagen. Wieviel wiederum von dem Verbrauchten resorbiert wird, ist eine weitere Frage, deren Beantwortung vor allem von der Technik des Schnupfens und dem Zustand der Schleimhäute abhängig ist. Reagieren sie mit starker Sekretion, so geht zweifellos ein nicht unerheblicher Teil der Substanz ins Taschentuch.

Nach Schluß der Lokale beginnt die eigentliche Arbeit der Straßenhändler, die sich an bestimmten Ecken aufhalten und auch die Wartesäle der Fernbahnhöfe versorgen. Ihre Position ist gefährdeter als die der Lokalhändler, welche bei Polizeibesuchen ja eher einmal die Ware bei jemand anders oder im Rückenpolster eines Sofas verschwinden lassen können. Die fliegenden Händler tragen deshalb das Cocain oft nicht bei sich, sondern halten es in Mauernischen und dergleichen versteckt, aus welchen sie sich die jeweilig zum Verkauf benötigte Menge herausholen. Oder sie verabreden sich lediglich mit ihren Kunden und schließen den Handel in einer benachbarten Wohnung ab. Manche vermeiden unter allen Umständen die direkte Übergabe des Cocainpäckchens an ihre Abnehmer, verabreden einen Ort, an dem sie das Pulver hinterlegen oder dergleichen. Eine Anzahl von Lokalen eröffnet bereits morgens um 6 Uhr wieder den Betrieb, wo sich die Nachtschwärmer bei Musik wieder treffen, um sich erst gegen Mittag zu trennen.

Mit der Kennzeichnung des Cocainmißbrauches als eines heimlichen, aber geselligen Genusses ist bereits das Zunftmäßige, das ihm innewohnt, angedeutet. Die Cocainisten einer Stadt bilden eine Art Gemeinde, sie kennen, helfen, beargwöhnen und befehden einander. Sie haben ihre eigenen Symbole und ihre besondere Sprache. In dieser Sprache erscheint das Cocain bei uns als „Koks", als „coco" in Italien und in Frankreich, wo es auch „idole universelle", „captivante coco", „poudre qui grise", „poudre folle", „poudrette", respirette", „neige" oder „poison blanc" im Gegensatz zum Opium, dem „poison noir", genannt wird. In Amerika führt es den Namen „snow", oder man nennt es „Charlie", während Heroin „Harry" und Morphium „Mary" genannt wird. Das Cocainschnupfen wird als „koksen", „aufschütten", „hochziehen" bezeichnet, der Cocainrausch als „Kokolores" („snowstorm"). Ein Mensch in Cocainrausch ist „irre", durch sein aufgeregtes und aufdringliches Gebaren „tötet er einem den Nerv". Das dem Rausch folgende Depressionsstadium heißt unter den Berliner Cocainisten fast allgemein „die Reaktion". Diese Kreise haben sogar ihre eigene Poesie, ihre besonderen Lieder. Im Anhang bringen wir hiervon ein Beispiel.

Die Cocainhändler wiederum haben ihre chiffrierte Handelssprache, in welcher das Cocain unter den harmlosesten Bezeichnungen als Leinwand, Kragen, Mehl usw. auftritt.

Innerhalb Deutschlands scheint die Verbreitung des Cocainismus durchaus unregelmäßig zu sein. Kommt er in Artistenkreisen wohl überall vor, so ist seine Berührung mit weiteren Volksschichten in Berlin verhältnismäßig groß; ähnliches wird aus Frankfurt a. M. berichtet, während z. B. Hamburg weniger betroffen ist.

Eine weitere Verbreitung hat das illegal zirkulierende Cocain neuerdings durch den Unfug des sogenannten „Dopens" der Pferde gefunden. Man versteht unter Doping eine künstliche und vorübergehende Steigerung der Leistungsfähigkeit besonders der Rennpferde durch Verabreichung von Medikamenten, unter denen das Cocain eine hervorragende Rolle zu spielen scheint. Es haben sich zur Bekämpfung dieses Mißbrauchs besondere

Kommissionen innerhalb der Rennvereine bilden müssen (vgl. hierzu Pfyl). Übrigens imitieren, wie uns bekannt wurde, auch die Cocainhändler jetzt häufig tierärztliche Verschreibungen, nicht nur um zu größeren Quantitäten zu gelangen, sondern weil auf tierärztliche Verschreibungen im Gegensatz zur humanen Medizin beliebig oft Cocain verausgabt werden darf.

Mehrfach war schon die Rede von Cocainismus als internationaler Erscheinung.

Soweit wir die Verhältnisse überblicken können, ist der Cocainismus in Frankreich und Amerika besonders verbreitet, in Nordamerika deshalb, weil hier die Einfuhrbedingungen günstig sind, die amerikanischen Ärzte von jeher — auch in der inneren Medizin — einen viel freigiebigeren Gebrauch von der Droge und dem Alkaloid gemacht haben als anderwärts, und schließlich auch, weil die Abgabe ans Publikum lange Zeit sehr lax behandelt worden ist. Hierzu kommen die für alle Länder geltenden vorhin erwähnten besonderen Kriegsumstände. Neuerdings wird berichtet, daß seit dem Alkoholverbot ein weiteres Anschwellen des Cocainverbrauches sich gezeigt habe, was den noch zu besprechenden russischen Erfahrungen entsprechen würde. Immerhin wird andererseits darauf hingewiesen, daß auch der heimlich erworbene Whisky noch immer billiger sein soll als Cocain. Nach der amerikanischen Statistik sollen gegenwärtig etwa 4 Millionen Amerikaner narkotische Mittel gebrauchen. Amerika soll 18 mal so viel Opium pro Kopf der Bevölkerung konsumieren wie Deutschland, 12 mal so viel wie Frankreich; der Umfang des Schleichhandels in New York habe sich vervierfacht. Die Cocainpreise sind schwankend, je nach Angebot und Nachfrage; ist die Polizei sehr rührig, so schnellen die Preise empor. Die Dreistigkeit der Händler geht übrigens so weit, daß sie unter Studenten und Gymnasiasten Cocain gratis anbieten. Sie wissen, daß sie ihr Geld bald wieder bekommen. Die Regierung plant Maßnahmen zur Einrichtung von Hospitälern für die Giftsüchtigen, vor allem aber bemüht sie sich, Produktion und Einfuhr der Narkotica auf das von der Medizin als notwendig erachtete Maß zu beschränken (Harrison law). Neuerdings scheint der Cocainismus mehr und mehr vom Heroinismus abgelöst zu werden, wobei das Heroin ebenfalls geschnupft wird. Nach Dixon ist der Gebrauch des leichter als Morphin erhältlichen Heroins schon seit 1912 in ständiger Zunahme. Nach Farr (zit. nach Rost) kamen im Allgemeinen Krankenhause in Philadelphia Cocainisten, Heroinisten und Morphinisten in folgender Verteilung zur Aufnahme:

	Cocain	Opiate	Heroin
1911	5	29	1
1912	5	64	1
1913	2	40	14
1914	3	66	28
1915 [1]	0	136	86

Im gleichen Krankenhaus beobachteten Mc Iver und Price 1916 147 Fälle von Giftsucht; davon waren 38 Morphinisten, 27 Heroinisten, 21 kombinierten Heroin mit Cocain, die Mehrzahl gebrauchte mehrere Gifte nebeneinander (näheres bei Rost). Schon vor dem Kriege wurde die Zahl der in Amerika an Arzneimittel und Gifte Gewöhnte auf 175 000 geschätzt.

In Frankreich besteht, wie erwähnt, schon seit 1916 eine schärfere Verfolgung des Cocainmißbrauches. Es werden dort mit Geldstrafe von 1000—10 000 Franken und Gefängnis von 3 Monaten bis zu 2 Jahren diejenigen bestraft, die am unerlaubten Handel mit den Narkoticis (Opium, Morphium, Haschisch, Cocain und ihren Abkömmlingen) beteiligt sind, ferner jene, die besagte Substanzen benutzt oder die andere zu deren Gebrauch gegen Entgelt oder umsonst begünstigt haben. Neuerdings sind Bestrebungen zur Verschärfung dieser Bestimmungen im Gange. Die bisherige Wirkung der Gesetze wird freilich sehr skeptisch beurteilt. Ein zweifellos unerwünschter Erfolg ist es jedenfalls, wenn die Vertriebsstellen des Giftes sich der Kontrolle der Hauptstadt möglichst zu entziehen suchen, wodurch nun erst die Provinz gefährdet wird.

Das Cocain wird vielfach über die Grenze geschmuggelt, wobei Soldaten und Eisenbahnangestellte eine Rolle spielen, zum Teil kommt es indirekt über Belgien oder die Schweiz,

[1] 68 Tage.

manchmal mit Flugzeugen. Die Formen, in denen im einzelnen nun die weitere und offenbar großzügige Verbreitung des Cocains vor sich geht, scheinen noch raffinierter zu sein als bei uns. Künstliche Blumen, gefüllte Mandarinen, Medaillons, Gitarrenböden, sogar kleine Fächer in Kunstbeinen bei Kriegsinvaliden spielen beim Vertrieb eine Rolle. Zentrum des Cocainhandels in Paris ist auch jetzt noch der Montmartre (la „butte"). Als besonderes Kuriosum sei mitgeteilt, daß mehrere populäre Zeitschriften (Les lectures pour tous, Paris, August 1922; La revue mondiale 15. Septbr. 1922) ihren Lesern suggerieren wollen, daß der Deutschland zur Last gelegte Schmuggel von Cocain heimtückischerweise den Krieg gegen Frankreich, nämlich durch Untergrabung seiner Volksgesundheit fortsetzen solle. Übrigens haben sich auch wissenschaftliche Autoren, wie z. B. Giroux und Courtois-Suffit, solche Abgeschmacktheiten zu eigen gemacht und sprechen von einer „offensive chimique". — Auch hier spielen Verfälschungen, als solche werden vor allem Soda genannt, eine große Rolle; auch hier sorgt ein Heer von Groß- und Kleinhändlern für den Verschleiß, nur daß hier offenbar die Händler noch mehr als Drogisten und Kosmetiker zu imponieren suchen. Daß die Frauen unter den Konsumenten überwiegen, war schon erwähnt. Neuerdings (Courtois - Suffit und Giroux) wird darauf hingewiesen, daß ein großer Teil der Cocainomanen Homosexuelle seien. — In den Jahren 1913—1920 wurden 24 Cocain betreffende Vergehen behandelt und 36 kg Cocain beschlagnahmt (Opium 250 kg). Im Jahre 1921 und im 1. Vierteljahr 1922 wurden 7 kg Cocain beschlagnahmt (Opium 396 kg). Nach einem Bericht aus Paris (vgl. ferner Courtois - Suffit und Giroux) wurden wegen Cocainhandels in Paris 1921 212 Verhaftungen vorgenommen (wegen unbefugten Gifthandels überhaupt 576 Verhaftungen und 150 Feststellungen verdächtiger Personen, 1920: 151, 1919: 59 Verhaftungen). Im Jahre 1922 (Journ. of the Americ. med. assoc. Bd. 80. 1923. p. 416) wurden 314 Personen wegen ungesetzlichen Verkaufs, Besitzes oder Verbrauchs narkotischer Stoffe festgestellt. In 446 Fällen wurden beschlagnahmt: 51 kg Opium, 1 kg Haschisch, 24 kg Cocain, 3 kg Morphium und 112 g Heroin. Die Untersuchungen ergaben, daß vielfach der Cocainvertrieb nicht durch direkte Abgabe, sondern durch Nennung einer Adresse, bei welcher die Ware hinterlegt sei, aufrechterhalten wird. Nach Cramer kostete 1921 1 kg Cocain in Deutschland 600 französische Franken, in Frankreich bezahlte man es mit 10, 12 bis 15 000 Franken, gegenüber dem regulären Verkaufspreis von 1300 Franken. Im Nachthandel kostete 1 Päckchen mit 1 g Cocain 10—20 Franken.

Belgien sah sich ebenfalls zu einer Verschärfung seiner Gesetzgebung veranlaßt. Ärzte, die innerhalb eines Jahres mehr als 10 g Cocain verbrauchen, können zur Führung eines besonderen Registers angehalten und bei besonders hohem Verbrauch vor eine Medizinalbehörde zitiert werden.

In Italien (Dragotti, Coronedi) ist — ebenso wie bei uns — der Cocainismus erst nach Kriegsende zur Ausbreitung gelangt. Hier spielen skrupellose Apotheker als Verkäufer und bemerkenswerterweise besonders Angehörige militärischer Kreise als Abnehmer eine hervorragende Rolle. Aber es gibt auch dort einen ausgesprochenen proletarischen Cocainismus. Anfang 1920 wurde bereits von hygienischen Gesellschaften die Regierung ersucht, den Verkauf von Betäubungsmitteln scharf zu kontrollieren und ihre Abgabe strengstens auf rein medizinische Notwendigkeiten zu beschränken. Diese Bestrebungen hatten dann auch insofern Erfolg, als man behördlicherseits mit einer aufmerksameren Überwachung der Gifte begann, vor allem die Ärzte anhielt, Name und Adresse des Patienten auf dem Rezept zu vermerken, die Apotheker verpflichtete, an Minderjährige überhaupt kein Cocain zu verabfolgen. Nach einem inzwischen wohl schon Gesetz gewordenen Entwurf (vgl. Dragotti) wird neben einer Gefängnisstrafe von 2—6 Monaten mit 1000—4000 Lire bestraft, wer Cocain (und andere Narkotica) feilbietet, verkauft oder anderen sonstwie verschafft, oder auch wer es Apothekern ohne Bezugsschein übermittelt. Im Wiederholungsfalle erhöhen sich diese Strafen. Apotheker können auf 3—6 Monate aus ihrem Beruf ausgeschlossen, außerdem, ebenso auch Ärzte, mit Ehrverlust bestraft werden.

Vom englischen Cocainismus berichtet eine große Anzahl von Gerichtsverhandlungen. Als Verkäufer scheinen hier vor allem Ausländer, besonders Chinesen zu fungieren. Der Verkauf vollzieht sich teilweise auf der Straße, teilweise in Lokalen. Bei größeren Abschlüssen fehlt selbst der Sachverständige nicht, der gegen entsprechendes Honorar die chemische Prüfung auf Identität und Reinheit der Ware anstellt. Im Februar 1923 betrug der legitime Verkaufspreis von Cocain pro Pfund 8 £, im Schleichhandel wurden in London bis 400 £

bezahlt. Von Verfälschungsmitteln wird ausgiebiger Gebrauch gemacht. Gewöhnlich beträgt die Strafe (nach dem Gesetz vom August 1920) 6 Monate, die Geldbuße 200 £, im Wiederholungsfall kann auf 2 Jahre Gefängnis mit Zwangsarbeit und 500 £ erkannt werden. Bei Ausländern erfolgt meist Ausweisung. Die englischen Strafbestimmungen sollen verschärft werden. Nach einer neueren englischen Kriminalstatistik wurden 1920 gegen 70 Personen, meist Seeleute und vorwiegend in London eingeschritten, hauptsächlich wegen unerlaubten Besitzes von Cocain. Von diesen wurden 51 zu Freiheitstrafen verurteilt.

Aus Rußland, wo, wie erwähnt, das Cocainschnupfen schon während des Krieges in manchen Gruppen des Frontheeres bestanden hat, verdanken wir Herrn Prof. Minor aus Moskau die Mitteilung, daß dieser Mißbrauch sich, wahrscheinlich infolge des Branntweinverbotes, noch weiter durchgesetzt habe. Natansohn von der Moskauer oto-laryngologischen Klinik, dem wir ebenfalls für persönliche Mitteilungen verpflichtet sind, hat im Winter 1921 nicht weniger als 78 Fälle von Nasenscheidewandperforation beobachtet, die ja immerhin schon auf eine gründlich betriebene Gewohnheit hinweisen, und diese Zahl hat sich inzwischen weiter vermehrt. Natansohn konnte verhältnismäßig leicht zu einer so hohen Zahl von Beobachtungen gelangen, indem sich seine Patienten aus den Konzentrationslagern rekrutierten, in die man sie fürsorgerischerweise verbracht hatte; es handelte sich in der Mehrzahl um halbwüchsige, arbeitsscheue Burschen.

In Österreich, wie man aus Gerichtsverhandlungen ersehen kann, spielt das Cocain ebenfalls keine geringe Rolle. Apotheker geben es zum Teil freihändig ab, manche verweisen die Cocainisten an Ärzte, die ihnen die notwendigen Rezepte ausstellen. Die Polizeibehörde hat sich neuerdings mit der Ärztekammer und einer Vertretung der Apotheker zur Bekämpfung des Mißbrauchs zusammengeschlossen, was z. B. zu der Vorschrift führte, daß jedes Cocainrezept den ausdrücklichen Vermerk „ne repetatur" zu tragen habe. Im März 1923 wurden an einem Tage in Wien in drei verschiedenen Fällen in einigen Kaffee- und Weinhäusern, die geradezu Cocainbörsen darstellen, Verhaftungen vorgenommen. Über den finanziellen Gewinn und die Variabilität des Preises bei solchem Schleichhandel unterrichten folgende Zahlen: D. hatte ein Kilogramm Cocain Ende 1921 für 60 000 Kronen von einem Apotheker gekauft, er verkaufte es an S. zu 10 Millionen, dieser an R. zu 17 Millionen, dieser an einen Unbekannten zu 27 Millionen. An eben diesem Tage verkaufte ein stellungsloser Provisor 2 g Cocain an eine Halbweltdame für 32 000 Kronen und ein Cocainhändler 10 g zu 200 000 Kronen, nachdem er für den gleichen Preis 35 g von einem stellungslosen Agenten erworben hatte, der selbst für 120 000 Kronen in ihren Besitz gekommen war. Es ist selbstverständlich, daß in solchen Fällen neben den Strafen wegen unerlaubten Gifthandels noch solche wegen Kettenhandels, Preistreiberei und bei Verfälschungen auch noch wegen Betruges hinzutreten. Bei dieser Gelegenheit sei erwähnt, daß in einem Falle ein englisches Gericht zu seinem eigenen Bedauern die Strafe für einen Cocainhändler deshalb niedriger bemessen mußte, weil das von ihm verkaufte Pulver, das hochgradig mit harmlosen Substanzen gestreckt war („adulterated"), einer gesundheitsgefährdenden Wirkung fast entbehrte.

Die Schweiz (vgl. Cramer, ferner Maier), in der, wie erwähnt, im Kriege unlautere Elemente geradezu den Cocainhandel zentralisiert hatten, ist ein gutes Beispiel für die Folgen der allgemeinen sittlichen Verlotterung, die ein Krieg auch über ein neutrales Land bringen kann. Großzügige Verschiebungen von Cocain, Verführung der Jugend durch Absatz suchende Händler sind aus mehreren neueren Gerichtsverhandlungen in Genf, Basel und Zürich bekannt geworden. Mangels einer einheitlichen eidgenössischen Gesetzgebung ist es dem Händler leicht, die Zusammenkünfte mit seinen Abnehmern in den nächsten Ort des Nachbarkantons zu verlegen, dessen Gesetzgebung ihn weniger gefährdet (Hunziker). Der Kanton Genf ist seit dem Januar 1922 mit einer schärferen Verfogung des Narkoticamißbrauchs vorangegangen. Neben Geld- und Freiheitsstrafen kann auf Ehrverlust, befristete oder dauernde Schließung des betreffenden Betriebes, Publikation des Urteils und selbst bei Freisprechung Beschlagnahme der Ware erkannt werden. Strafverdoppelung tritt im Wiederholungsfalle ein oder wenn das Vergehen von einem Arzt, Apotheker usw. verübt wurde. Toxikomanische Personen können nach ärztlicher Untersuchung in eine Heilanstalt verbracht werden.

Soweit wir uns ein Urteil bilden konnten, sind Frankreich und Amerika die Länder des stärksten Cocainmißbrauchs. Der deutsche Cocainismus trägt mehr sporadische Züge. Zum Teil mag das mit der ungünstigen wirtschaftlichen Lage zusammenhängen.

Die Internationalität des Cocainismus macht auch internationale Regelungen und Sicherungen notwendig, über die im therapeutischen Abschnitt noch gesprochen werden soll.

Symptomatologie.

Körperliche Erscheinungen.

Wie aus der Schilderung der pharmakologischen Wirkung des Cocains hervorgeht, erstreckt sich diese vor allem auf das Nervensystem; es ist daher natürlich, wenn unter den körperlichen Symptomen, die der Cocainismus hervorruft, die nervösen die erste Stelle einnehmen.

Soweit diese in engem Zusammenhang und unter dem Einfluß der psychischen Wirkung des Cocains stehen, sollen sie unter der psychischen Symptomatik betrachtet werden. Dies gilt z. B. von der Wirkung des Giftes auf das allgemeine motorische Verhalten. Die spezielle Beeinflussung des motorischen Apparates gehört zu den konstanten körperlichen Symptomen der Cocainvergiftung und äußert sich zunächst in einem ziemlich grobschlägigen Zittern, dessen Stärke der Giftzufuhr parallel geht, zuweilen sahen wir es schon nach Dosen von 0,03 g grobschlägig und frequent auftreten. Symptomatisch wichtiger, weil für Cocain charakteristisch, sind eigenartige grimassenhafte Bewegungen der Gesichtsmuskeln, vor allem mahlende Bewegungen der Kaumuskulatur. Gelegentlich haben wir auch trismusähnliche Zustände beobachtet. Diese Bewegungen sind unter den Cocainisten so bekannt, daß sie geradezu als Symbol für den Cocaingenuß nachgemacht werden. Sie können trotz anfänglicher Gegenwehr des Schnupfers sehr lebhaft werden und nach Abklingen der Anästhesie zu schmerzhaften Sensationen der Kiefer und Zunge führen. Mitunter werden sie als so peinlich empfunden, daß sie dem Cocainschnupfer Anlaß geben, das Zusammensein mit anderen zu vermeiden. Wir sahen als Residualsymptom diese Kaubewegungen zuweilen auch bei nüchternen Cocainisten, wie überhaupt Bewegungen wie die des Schnupfens und an die Nase fahrens von einigen automatisiert werden. Auch die Erregbarkeit der übrigen Körpermuskulatur steigert das Cocain sowohl in therapeutischer Dosis wie bei der Einnahme zu Genußzwecken, so daß es zu tonischen und klonischen Zuckungen kommen kann, die bei Cocainisten besonders häufig als Zuckungen des Kopfes, der Lippen und als Krämpfe der Finger auftreten; auch choreatische Bewegungen wurden (bei akuter Vergiftung) gesehen.

Die schwerste Art der motorischen Reizerscheinungen sind epileptiforme Krämpfe, die gar nicht selten durch Cocain hervorgerufen werden. Es sei hervorgehoben, daß sie ebenso bei einer erstmaligen und verhältnismäßig sehr niedrigen Gabe auftreten können wie bei hochgradig gewöhnten Cocainisten. Bei schweren Intoxikationen beherrschen sie das Symptomenbild, und der Cocaintod pflegt im epileptischen Koma zu erfolgen. Daß eine vorhandene Disposition ihre Auslösung begünstigt, beweist die Empfindlichkeit der Epileptiker gegen das Gift, die Wagner-Jauregg u. a. geradezu als diagnostisches Hilfsmittel empfohlen haben. Jedoch sind auch zahlreiche Fälle bekannt, in denen nach Cocain bei normalen Individuen ohne hereditäre epileptische Belastung derartige Krämpfe auftraten (z. B. Slayter). Wie die Epileptiker gegen Gifte wie Alkohol und Cocain empfindlich sind, so reagieren die Alkoholiker anscheinend besonders stark auf Cocain. So berichtet da Costa von 4 Fällen, in denen Potatoren auf kleine Cocaingaben (0,025—0,075 urethral) konvulsivische Anfälle oder delirante Zustände bekamen, denen Amnesie folgte. Bei einem Kranken war die gleiche Reaktion — Kollaps, Konvulsionen, Delir mit angenehmen Halluzinationen — auch nach Haschischgenuß aufgetreten.

Es hat also den Anschein, als ob ein Nervengift bahnend für ein zweites wirken kann.

Bei Schnupfern scheinen Krampfanfälle äußerst selten zu sein. Wir beobachteten sie bei einem rückfällig ins Krankenhaus eingelieferten Patienten (Fall R. K.). Wird jedoch Cocain in hohen Dosen gespritzt, finden sie sich in zahlreichen Fällen, und das Bestehen einer Cocainepilepsie dürfte bei dieser Art von Cocainisten bedeutend häufiger nachweisbar sein als die Alkoholepilepsie unter den Trinkern. Es sei noch erwähnt, daß man bei den Krämpfen Beiß- und Schnappbewegungen beobachtet hat, wie sie höchstens bei Alkoholdeliranten vorkommen. Die Anfälle hinterlassen oft tiefe Amnesie. Der Mechanismus der Cocainkrämpfe ist noch nicht klargestellt. Wahrscheinlich handelt es sich um Rindenkrämpfe, doch kommt auch ihre Auslösung vom verlängerten Mark aus in Betracht, das ja ein sehr wichtiger zentraler Angriffspunkt für das Gift ist, wie aus der regelmäßig schon nach kleinen Dosen einsetzenden Beeinflussung von Atmung und Vasomotorium hervorgeht. Schwere Bulbärsymptome traten nach intraorbitalen Injektionen auf: Bradypnoe, Verlust der automatischen, bei erhaltener Spontanatmung; langanhaltende Blutdrucksenkung, Tachykardie und Mydriasis hielten tagelang an. Im Erholungsstadium bestand Polyurie. Stets bleibt nach Cocainmißbrauch ein Gefühl der Müdigkeit, der Schwere und Schwäche der Glieder zurück. Lähmungen als Folge der chronischen Giftzufuhr sind nicht bekannt geworden, wohl aber vereinzelt nach akuter Vergiftung, als deren Folgezustand auch ein Fall von spastischer Paraplegie der Arme und Beine beschrieben wurde (Tobias). Wie einige andere Nervengifte, z. B. das Adrenalin, so erhöhen auch kleine Cocaingaben die Sehnenreflexe, größere schwächen sie ab. Chronische Cocainisten haben meist leicht gesteigerte Reflexe. Pathologische Hautreflexe fehlen.

Ehe wir uns der Einwirkung des Cocains auf den sensiblen Nervenapparat zuwenden, sei noch einer Bewegungsstörung gedacht, die sicher nicht motorischer Natur ist, der Ataxie. Sie wurde bei mehreren Vergiftungsfällen gesehen und war statischer und kinetischer Art, aber auch ziemlich viele Cocainschnupfer gaben uns an, nach Abklingen der Euphorie, also im Rausch- und Depressionsstadium, eine Unsicherheit in ihren Bewegungen, Schwanken beim Gehen und Stehen, leichtes Vorbeitappen bemerkt zu haben, die sie dazu führte, Handlungen, die eine Zielsicherheit verlangen, wie Aufspringen auf die Bahn usw. zu vermeiden. Bei einem Schnupfer führte diese Unsicherheit zu einer komisch wirkenden Vorsicht, indem er alle Gegenstände krampfhaft fest anfaßt und genau zielen muß, wenn er sie irgend wohin legen will. Rombergs Phänomen oder Ataxie bei den bekannten Zielbewegungen haben wir auch im starken Cocainrausch nicht beobachtet. Erklärbar ist die Erscheinung der Gleichgewichtsstörungen durch eine anästhesierende Wirkung des Cocains auf das Labyrinth, die man auch für die Rollkrämpfe der Versuchstiere verantwortlich macht (Capaldo).

Gehören die motorischen Effekte des Cocains eigentlich den Nebenerscheinungen an, so ist seine Wirkung auf die Sensibilität von größter Wichtigkeit, und bekanntlich dankt das Gift seine Einführung in die Therapie der Fähigkeit, die sensiblen Nervenendigungen zu lähmen. Auf den Schleimhäuten macht sich schon bei lokaler Applikation die Abstumpfung der Nervenendapparate geltend. Geht das Gift in den Kreislauf über, so wird mitunter schon nach äußerst kleinen Dosen eine Totalanalgesie beobachtet, von der es nicht völlig sicher ist, ob sie zentral bedingt oder als durch die Blutbahn übertragen anzusehen ist. Für die letzte Auffassung sprechen Versuche von A. W. Meyer, der nach intravenösen Injektionen bei Tieren die Nervenstämme genau so druckempfindlich wie zuvor fand, ebenso die Empfindlichkeit einer durch Strangulierung aus der Zirkulation ausgeschalteten Extremität. Das umspülende Blut also mache die Nervenendplatten analgetisch. Doch wird die Tatsache, daß schon eine sehr geringe Menge und Konzentration eine Totalanalgesie bewirken kann, für den zentralen Mechanismus geltend gemacht. Ob Cocain übrigens in den Liquor übergeht und dort nachweisbar ist, scheint experimentell noch nicht festgestellt zu sein. Viel weniger als die Schmerzempfindlichkeit wird der Berührungs- und Tastsinn durch Cocain beeinflußt (vgl. S. 5). Was die Cocainisten betrifft, so sehen wir oft eine Herabsetzung der Schmerzempfindlichkeit, die nach größerem Giftkonsum bis zur völligen Aufhebung gehen kann, wie dies z. B. unser Fall R. F. sehr gut demonstriert. F. gab uns an, die Naht einer tiefen Fleischwunde, die er sich im Cocainrausch beigebracht hatte, nicht gespürt zu haben. Auch andere unserer Patienten zeigten uns Schnitt- und Brandwunden, deren Entstehung sie im Stadium des Rausches gar nicht bemerkt hatten. Andererseits haben wir uns überzeugt, daß ziemlich reichliche Prisen ohne Beeinträchtigung der Schmerzempfindlichkeit genommen werden können. Eine dauernde Schädigung der Sensibilität haben wir auch nach schwererem Giftabusus nicht beobachten können, und als einziges Restsymptom stellten Barde u. Benoit in ihren Fällen eine Hypalgesie fest. Temperatur- und Lagegefühlsstörungen bestanden nicht. Inwieweit den eigenartigen, uns sehr häufig berichteten Sensationen einer besonderen Leichtigkeit, einem Gefühl des Schwebens, des Aufhebens der Körperlichkeit, das die Cocainisten im euphorischen Stadium haben, wirklich eine Einwirkung des Mittels auf den Muskelsinn zugrunde liegt, kann nicht gesagt werden, vielleicht handelt es sich um eine zentrale (Kleinhirn?) Wirkung, vielleicht ist sie aber psychogener Art. Für die erste Vermutung spricht der allerdings vereinzelte Befund einer Störung der Schwereempfindung bei einem Cocainisten im Sinne der Gewichtsüberschätzung.

Ist für die therapeutische Einverleibung die Beeinflussung der objektiven Sensibilität das Ziel, so sind für die Symptomatik des Cocainismus deren subjektive Alterationen von noch größerer Bedeutung. Bilden doch die Parästhesieen die Grundlage für jene höchst charakteristischen Halluzinationen aus der Gefühlssphäre, von denen noch zu sprechen sein wird. Die Parästhesieen können sich schon nach mäßigen Cocaindosen äußern, vor allem in Juckreiz, der zuweilen äußerst heftig wird und besonders im Gesicht, an der Nasenspitze, den Ohren oder dem Nacken lokalisiert wird. Recht häufig kommt es zu dem Gefühl von Ameisenlaufen, Kribbeln und Stechen. Sehr ausgesprochen stellen sich oft schon nach einmaligen kleinen Dosen thermische Empfindungen ein, zunächst meist Wärmegefühl, das als angenehm empfunden wird, danach Kälteschauer, die auch primär und anfallsweise auftreten können. Daß diese Empfindungen nicht immer mit der Beeinflussung der Körpertemperatur parallel gehen, konnten wir in einigen Versuchen feststellen. Doch besteht immerhin die Möglichkeit, daß die Hauttemperatur gleichsinnig mit den Temperaturempfindungen beeinflußt wird. Inwieweit neuritische Prozesse den Mißempfindungen zugrunde liegen, ist unsicher. Besondere Druckempfindlichkeit der Nervenstämme, wie sie der chronische Alkoholist aufweist, haben wir nicht gefunden (vgl. die Tierexperimente S. 6).

Wie bei dem Hautsinn, so kann der Einfluß des Cocains auf die übrigen Sinnesorgane auf zwei Wegen vor sich gehen. Es kann das Sinnesorgan peripher treffen. Dies trifft für den Geruchs- und Geschmackssinn zu. Beide Empfindungen werden schon durch kleine Prisen abgestumpft oder sogar aufgehoben, doch bleibt die Zunge für süße und saure Geschmacksreize noch empfindlich.

Oder aber die Wirkung ist eine zentrale über die corticalen Sinnesfelder, ein Weg, der für die höheren Sinnesorgane in Frage kommt. Hier wirkt das Gift zunächst erregend. Mit großer Übereinstimmung haben wir die Angabe erhalten, daß die Aufnahmefähigkeit für Gehörseindrücke nach Cocaingenuß erheblich geschärft ist, eine Tatsache, die sicher nicht durch Aufmerksamkeitssteigerung erklärt werden kann. Die Aufmerksamkeit ist vielmehr herabgesetzt. Die Leute vernehmen Geräusche, die der Nüchterne noch nicht hört, Tritte von Ankommenden usw. Subjektive Sensationen, wie Ohrenklingen, sind nicht häufig. Die ausgeprägteren rechnen wir den Trugwahrnehmungen zu. Daß auch die Sinnessphäre für die Gesichtswahrnehmung affiziert wird, geht aus den später zu erörternden Gesichtshalluzinationen hervor. Was uns von den Selbstbeobachtern als ein Schärfersehen bezeichnet wurde, das Erkennen kleinster Einzelheiten auf Tapetenmustern, Teppichen usw. ist anders, nämlich als psychisch bedingt zu deuten. Fest steht, daß größere Cocainmengen Skotome und Amblyopien hervorrufen können. Sie waren in unserem Fall N. N. sehr flüchtig. Bei Intoxikationen kennt man Amaurosen, die bis zu 4 Stunden dauerten, vereinzelt auch Doppelsehen. Wir haben den Eindruck, als ob Cocain die Dauer der Nachbilder verlängert, doch fehlen noch exakte Untersuchungen der Sinnesorgane unter Cocainwirkung. Wir fanden nur die Angabe, daß die Gefäße des Fundus nach 0,06 g schmaler als in der Norm erscheinen (Schilling). Ob in Cocainrauschzuständen, ähnlich wie es, wenn auch bestritten, vom Alkohol-Delir berichtet wurde, eine Gesichtsfeldveränderung besteht, kann nach unseren Untersuchungen dahin beantwortet werden, daß einmalige Gaben bis zu 0,05 g subcutan ohne Einfluß auf den perimetrischen Befund waren. Allerdings berichten uns sehr zuverlässige Selbstbeobachter, daß sie unter Cocain, freilich bei höheren Dosen, nur das scharf Fixierte deutlich sehen, alles andere Periphere sei verschwommen, das Gesichtsfeld sei „wie abgeblendet", mitunter streifen- oder etagenförmig, selbst bei geschlossenen Augen hätten sie die Empfindung eines Nebels. Diese Erscheinungen sind wohl als Folge der Pupillenveränderung anzusehen.

Neben der Einwirkung des Giftes auf das periphere und zentrale Nervensystem bleibt noch die Beeinflussung des vegetativen zu schildern. Cocain erregt den Sympathicus. Auffälligstes Symptom dieser Reizung ist die Pupillenerweiterung, die bei direkter Umspülung bei tausendfacher und noch geringerer Verdünnung eintreten kann, im übrigen individuell sehr wechselnder Mengen der Gifteinverleibung zu ihrem Eintritt bedarf. Die Pupillen sind bei den Cocainisten häufig verschieden stark erweitert. Die Erregung des Dilatators pflegt nicht zu maximaler Erweiterung der Pupille zu führen, hebt die Lichtreaktion nicht auf, auch lähmt Cocain im Gegensatz zum Atropin nicht die Akkommodation. Erhöhter Tonus des Sympathicus, wie ihn z. B. die Schwangerschaft macht, soll die Cocainempfindlichkeit des Auges steigern (Ury). Wir können diese Angaben nicht bestätigen, fanden die Empfindlichkeitsschwelle regellos wechselnd, vor allem aber auch bei normalen bereits bei so geringen Cocainkonzentrationen liegen, wie sie Ury für die Graviden als besonders niedrig hingestellt hat, wenn auch in einigen Versuchen ein Parallelismus von Cocainempfindlichkeit des Gesamtindividuums und der der Pupille bestand (Frantz). Auch die beiden anderen Zeichen der Hornerschen Trias, Erweiterung der Lidspalte und Protrusio bulbi gehören zur Cocainwirkung und geben dem Cocainisten das charakteristische Aussehen des Basedowoiden. Daß bei den weiter unten beschriebenen Symptomen von seiten des Vasomotoriums, des Darmtraktes, der Miktion und Diurese der sympathische Einfluß die causa movens ist, bedarf nur kurzer Erwähnung. Sehr wichtig und besonders für die Diagnostik verwertbar ist die oft profuse Schweißabsonderung der Cocainisten, die bis in die Abstinenzperiode hineinreicht, und im Gegensatz dazu das Sistieren des Speichelflusses während der Giftzufuhr, das, wie wir sahen, von einer profusen Absonderung von Speichel in der Abstinenzzeit abgelöst werden kann. Von einer Umkehrung der Sympathicuswirkungen bei Schizophrenen berichtet Bakody, welcher nach subcutaner Verabreichung von 0,02 g Blutdrucksenkung, Bradykardie, verlangsamte Atmung und Zunahme des Aschnerschen Zeichens beobachtete.

Eigenartig differenziert ist die Beeinflussung des Geschlechtslebens durch Cocain. Während die Mehrzahl unserer männlichen Kranken in Übereinstimmung mit den Angaben der Morphiococainisten eine depotenzierende Wirkung des Giftes zu konstatieren hatten, die selten in der Herabsetzung der Libido, häufiger in der Unfähigkeit der Erektion oder in dem Fortfall bzw. der Verzögerung der Ejakulation, bei schweren Cocainisten allerdings in völliger Impotenz bestand, gaben einige mit Bestimmtheit eine Steigerung ihrer sexuellen Erregbarkeit und Potenz an.

So berichtet ein junger Cocainist, daß er im Cocainrausch bis zu viermaligem Coitu käme. Auch in der Literatur finden sich Beispiele in beiden Richtungen. Einen besonderen Fall von Steigerung der sexuellen Erregbarkeit gibt Déjérine: ein Dentist, der in Ausübung seines Berufes zu dem Giftmißbrauch gekommen war und ihn hauptsächlich deswegen beibehielt, weil nach den Injektionen Pollutionen auftraten. Die als Folge der Opiumsucht auftretende Impotenz wird vielfach von Indern durch Cocain zu beheben getrachtet, das in Kalkutta schon 1902 verbreitet war (Bose). Uns selbst gab ein glaubwürdiger Beobachter an, daß bei ihm nach gingivaler Cocainpinselung ein mehrstündiger Priapismus bestand.

Von den weiblichen Cocainisten wird fast immer eine erhebliche Steigerung der Libido angegeben, eine Eigenschaft, der neben den psychischen Symptomen das Cocain seine Beliebtheit unter der Halbwelt verdankt. Wir haben keine Anhaltspunkte dafür gefunden, ob Cocainismus, wie es bei der Morphiumsucht der Fall ist, zu menstruellen Störungen führt.

Wodurch die Verschiedenheit in der Beeinflussung des Geschlechtstriebes bei Mann und Weib herzuleiten ist, bedarf noch der Erklärung. Andere Pharmaka wirken ja bei beiden gleichsinnig, sei es wie das Yohimbin stimulierend oder wie das Morphin bei chronischem Gebrauch abschwächend. Vielleicht erklärt sich der Unterschied der Wirkung aus der verschiedenen Wertigkeit der sympathischen Beeinflussung. Für den Mann wäre ja die Tonisierung des Sympathicus infolge der Gefäßkontraktion, die der Füllung der Schwellkörper entgegenarbeitet, ein größeres Hindernis bei dem Geschlechtsakt, und in der Tat ist die Libido des Mannes am wenigsten herabgesetzt. Vielleicht erklärt sich so auch die Uneinheitlichkeit in der Wirkung auf die männliche Sexualfunktion, indem die Ansprechbarkeit der sympathisch versorgten Gefäße individuell wechselt. Dann wäre die Differenz sowohl in individueller wie in genereller Hinsicht nur eine scheinbare, und Cocain würde nicht als antilibidinös, sondern eher als triebsteigernd zu gelten haben, eine Wirkung, die bei dem Gebrauch der Droge anscheinend regelmäßig und mit großer Stärke eintritt. Wird doch den Karawanen in Peru neuerdings behördlich das Mitführen von Frauen vorgeschrieben, um sodomitische Handlungen der durch den Cocaingenuß sexuell erregten Männer zu verhindern. Wir haten Hinweise dafür, daß durch Cocainmißbrauch eine Tendenz zur Pervertierung des Geschlechtslebens eintreten kann; (sadistische, masochistische Neigungen, Voyeurtum usw. vgl. Krankengesch.) eine Umkehr der Triebrichtung als direkte Folge des Cocainismus halten wir für unwahrscheinlich. Jedoch steht es fest und wird auch durch Zeugnisse aus anderen Ländern bestätigt, daß die Verbreitung der Cocainsucht innerhalb homosexueller Kreise eine ganz auffällig große ist. Man hat uns wiederholt angegeben, daß erst in der Zeit des Cocainabusus die homoerotische Anlage des Betreffenden zum Durchbruch kam. Auch von homosexuellen Handlungen Nichtinvertierter im Cocainrausch hörten wir Beispiele. Man könnte erwägen, ob die depotenzierende Wirkung des Giftes zu inverser Betätigung verleitet. Wahrscheinlicher ist uns der suggestive Einfluß des Milieus. Doch soll nicht bestritten werden, daß dem Fortfall von Hemmungen der Cocainrausch günstig ist und so dem bisher verdrängten Grundtrieb Entfaltungsmöglichkeit gegeben wird. Solche Enthemmungen finden ja auch in den Wirkungen anderer Narkotica ihre Analogie, so etwa in dem Fall eines 39jährigen Arbeiters, der schcn durch geringe Alkoholmengen zu homosexuellen Handlungen angeregt wird, obwohl er verheiratet ist, 2 Kinder hat und nüchtern gegen homosexuelle Betätigung Abscheu zeigt (Deutsch). —

Die körperlichen Erscheinungen, soweit sie nicht nervöser Natur sind, spielen mehr die Rolle von Nebenwirkungen. Immerhin ist ihre Erörterung wichtig genug, nicht nur um der vollständigen Erfassung der Cocainwirkungen, sondern auch deshalb, weil sie zur Frage etwaiger Beziehungen zwischen den körperlichen und psychischen Manifestationen des Giftes Material beibringen.

Man muß bei der Bewertung der hier vorkommenden Veränderungen unterscheiden, was unmittelbare Cocainwirkung und was erst mittelbar durch Erschöpfung des Nervensystems und allgemeinen Niedergang, besonders des Ernährungszustandes, hinzukommt; sodann die Zeichen des aktuellen Giftgenusses von den Folgen chronischen Mißbrauchs. Diese Unterscheidung wird, wenn auch nicht durchgängig, zusammenfallen mit jener der flüchtigeren, funktionellen Abartungen einerseits und der bleibenden, zum Teil anatomisch faßbaren Veränderungen andererseits. Die ersteren sind, soweit sie zentral bedingt sind, fast ausschließlich Erregungssymptome am Sympathicus, soweit sie peripher angreifen, Lähmungen des sensiblen Nervenendapparates; die

letzteren sind entweder indirekter Natur oder sie sind lokale Schleimhaut-
veränderungen.

Von den inneren Organen wird regelmäßig das Kreislaufsystem ergriffen,
und zwar schon bei geringen und erstmaligen Gaben. Schon nach Dosen von
50 mg subcutan konnten wir in Übereinstimmung mit Erlenmeyer Erhöhung
der Pulsfrequenz um etwa 20 Schläge feststellen, die nach etwa 10 Minuten
ihr Maximum erreichte, nach 15—20 Minuten wieder abklang. Auch in eigenen
Schnupfversuchen konstatierten wir Pulsbeschleunigung, fast regelmäßig begleitet von den Sensationen der Palpitation und eines bei stärkeren Dosen bis
zur Präkordialangst sich steigernden, etwa nach 15 Minuten sich einstellenden
Oppressionsgefühls auf der Brust, das uns sehr an die Adrenalinwirkung erinnerte. Diese subjektiven Sensationen scheinen übrigens in späteren Stadien der
Cocainsucht weniger deutlich zu sein, oder aber sie erregen wahrscheinlich weniger
die Aufmerksamkeit des Patienten. Sehr eindrucksvoll erwies sich in unseren
darauf gerichteten Untersuchungen (hierbei wurden immer 0,05 g salzsaures
Cocain subcutan verabreicht) die große Variabilität, mit welcher die einzelnen
Symptome der Cocainwirkung führend auftraten, und wie auch Symptome
am gleichen Apparat z. B. Tachykardie und Blutdruckerhöhung weitgehend
unabhängig voneinander erscheinen können. Durch solche Beobachtungen
erhalten die Berichte der Cocainisten, bei welchen bald dieses, bald jenes körperliche Zeichen besonders hervorgehoben wird, ihre Rechtfertigung. So bot eine
Versuchsperson eine Pulssteigerung von 80 auf 152, der Atemzahl von 16 auf
28 bei kaum merklicher Pupillenerweiterung (6,5 auf 7,0 mm nach Haab);
bei einer anderen Person bei geringer Alteration des Kreislaufs (Puls von 80
auf 96, Blutdruck von 105 auf 115) starke und anhaltende Präkordialsensationen,
Wärme- und Kälteschauer bei Temperaturabfall von 36,8° auf 36,0° und einer
Pupillenerweiterung von 6 auf 7,5 mm; wieder bei anderen Personen trat nach
25 Minuten Tachykardie bis auf 120 (von 80) ein, während der Blutdruck in
der gleichen Zeit von 115 auf 103 sank. Schließlich ist auch darauf hinzuweisen,
daß auch beim gleichen Individuum die Erscheinungen zu verschiedenen Zeiten
verschieden nach Aufeinanderfolge und Intensität sich manifestieren können.
Auch braucht durchaus nicht immer der körperlich exzitierenden Wirkung
die psychische parallel zu gehen (vgl. hierzu Frantz).

Die Beobachtungen zeigten, daß in mäßigem Grade auch der Blutdruck
erhöht wird, ebenfalls übrigens von flüchtiger Dauer und von der Weiterein-
nahme abhängig. Diese Blutdruckerhöhung wird einem vasoconstrictorischen
Einfluß des Alkaloids zugeschrieben, wie er ja auch bei peripherer Applikation
in der Anämisierung der Haut und der Schleimhäute zum Ausdruck kommt,
bei schweren Vergiftungen, also im Lähmungsstadium, aber von einer Blutdrucksenkung abgelöst wird.

Wie es bei genügender Konzentration des Giftes auch auf resorptivem
Wege zur Analgesie, und zwar einer Totalanalgesie kommen kann, so kommt
es ebenfalls bei Resorption größerer Quantitäten zur Hautanämie. Ob sie
aber nicht zentraler Herkunft ist, muß dahingestellt bleiben. Jedenfalls ist für
die Höhe der Cocainwirkung das blasse Gesicht typisch. Diese Blässe ist
meist nur eine, wenn auch sehr deutliche, Verstärkung des auch sonst bestehenden
bleichen Aussehens dieser Patienten. In einigen Fällen haben wir cytologische
Blutuntersuchungen vorgenommen, die nichts ergaben als eine mäßige Anämie,

wie sie auch ohne Cocain bei Großstädtern, noch dazu bei so ungeregelter Lebens-
und Ernährungsweise, vorkommt. Von einer besonderen Störung der Hämato-
genese, wie sie Morselli beschreibt, haben wir nichts gesehen. Bei Cocainkarenz
haben wir auch bei langgewohnten Cocainisten keine Besonderheiten des Gefäß-
systems feststellen können mit Ausnahme eines etwas labilen, manchmal sogar
leicht irregulären Pulses, jedoch dies bei der Minderzahl der beobachteten Fälle.
Die fast immer beobachtete geringe Erhöhung der Atemfrequenz: die sich
gleichzeitig mit einer Verflachung der Atemzüge einstellt, kann bei stärkeren
Dosierungen geradezu keuchenden Charakter annehmen. Bei schwereren Intoxikationen kommt es zu Bradypnoe, zu Cheyne - Stokesschem Atemtyp,
schließlich kann Atemlähmung bei weiterschlagendem Herzen erfolgen.

Das blasse Gesicht des Cocainberauschten ist fast immer schweißbedeckt.
Dieser ebenfalls dem sympathikotonischen Syndrom zuzurechnende Schweiß -
ausbruch steht zuweilen im Dienste der Wärmeregulation. Von fast allen
Cocainisten wird ja ein subjektives Wärmegefühl angegeben, das von Kälte-
schauern abgelöst wird. Wir ersehen daraus das wechselnde, zum Teil durch
das Nachlassen der Giftwirkung und ihrem Wiedereinsetzen nach neuen Prisen
bedingte Spiel der Vasomotoren, bis schließlich bei genügender Sättigung die
Constrictoren die Oberhand gewinnen. Der Schweißausbruch erfolgt aber zumeist bei blasser Haut und wird von den Betreffenden ganz richtig selbst als
„kalter Schweiß" angegeben. Die unabhängig von der Temperatur bestehende
reine Sekretionstätigkeit überwiegt demnach. Lemaire hat bei Cocainisten, die
sich eines Nasensprays bedienten, angeblich Temperaturen bis 40⁰ (?) beobachtet.

Wir selbst haben bei unseren Beobachtungen nur geringe Temperatur-
schwankungen verzeichnet, im Gegensatz zum Tierexperiment, wo solche sich
markanter ausprägen. Besonders achteten wir auf Beziehungen zwischen Hitze-
und Kältegefühlen und dem objektiven Wärmegrad der Haut und der Schleimhäute (Mundmessung). Es zeigte sich dabei, daß etwa in der Hälfte der untersuchten Fälle die Temperatur um einige Zehntelgrade absank und diese Senkung
subjektiv fast immer ebenso zum Ausdruck kam wie die in etwa gleicher Höhe
sich bewegenden Steigerungen.

Mit der Kontraktion der Hautgefäße und einer entsprechenden Überfüllung
des Splanchnicusgebietes hängt wahrscheinlich die sehr konstante Erscheinung
zusammen, daß sich Stuhldrang einstellt und oft ein breiiger, sogar dünner
Stuhl entleert wird. Dieses Symptom der vermehrten Peristaltik ist ebenso
initial und ebenso flüchtig wie das obenerwähnte Oppressionsgefühl. Bei chronischem Cocainismus soll sich zuweilen Obstipation einstellen. Wir konnten
das nicht beobachten, haben im Gegenteil auch bei alten Cocainisten nach der
ersten Prise des Abends prompt Stuhldrang auftreten sehen.

Auch die Verminderung der Magensaft- und Speichelsekretion sowie
die Lähmung der sensiblen Magennerven überdauert den akuten Cocaineffekt
nicht. Auf ihr beruht das Fehlen jedes Hungergefühls, das ja die alten Coqueros
so auffällig kennzeichnete, ja die oft bis zum Ekel gehende Abneigung gegen
feste Speise bei gleichzeitigem, durch die Austrocknung der Mundhöhle hervor-
gerufenem Durst. Wie flüchtig diese Wirkung ist, davon konnten wir uns häufig
überzeugen. Es können nämlich nach dem dem Rausch folgenden Schlafe bei
enorm gesteigerter Appetenz ansehnliche Nahrungsmengen eingenommen
werden, und der bei Entwöhnungskuren einsetzende Hunger hat geradezu die

Dignität eines Abstinenzsymptoms. Ernstliche Dauerstörungen, wie sie gelegentlich als Appetitlosigkeit, Diarrhöen, Erbrechen beschrieben worden sind, haben wir nur selten beobachtet, kennen jedoch einen Fall, der allerdings mit Morphiumsucht vergesellschaftet war und bei dem es nach Aussetzen des Cocains regelmäßig zu solchen Gastralgien kam, daß diese immer wieder neuen Anlaß zur Wiederaufnahme des Giftkonsums bildeten. Daß eine allgemeine Schädigung des Organismus auch den Verdauungsapparat in Mitleidenschaft ziehen kann, ist selbstverständlich.

Neben der quälenden Trockenheit macht sich bei manchen, wohl als Folge verminderter Sekretion im oberen Respirationstrakt eine von dem subjektiven Symptom des Kratzens im Hals begleitete Heiserkeit bemerkbar, die wir bei leidenschaftlichen Cocainisten oft als chronische Erscheinung gefunden haben.

Untypisch sind die Erscheinungen am Harnapparat. Die Angaben über aktuelle Wirkungen sind sehr inkonstant, die allgemeinen Befunde gering. Man findet in der Literatur Bemerkungen über Polyurie und Pollakisurie, zuweilen haben wir beides, zuweilen nur eins von beiden, meist aber ganz regelrechte Sekretions- und Miktionsverhältnisse beobachtet. Vereinzelt fanden wir die Angabe, daß auf der Höhe der Cocainwirkung die bei der Miktion normalerweise auftretenden Sensationen an der Urethralschleimhaut entweder fehlten oder auch, daß sie einen anderen, wollüstigen Charakter angenommen hatten. Der Harn bot weder während der Karenz noch nach Cocain-Nächten irgendwelche Besonderheiten dar. Besonders haben wir dabei auf Grund gewisser früherer Beobachtungen auf Zucker- und Glykuronsäureausscheidung gefahndet; daß wir beides — ebenso übrigens auch Albumen und krankhafte Formbestandteile — vermißten, erscheint uns, wie wir unten noch auseinandersetzen werden, nicht besonders überraschend, ebensowenig wie der negative Ausfall des Cocainnachweises im Harn.

Von höherem Wert, besonders für die Diagnose, sind die Haut- und Schleimhautmanifestationen des Cocains. Daß stärkerer Abusus zu Exanthemen führen kann, ist den Cocainisten selbst wohlbekannt, die von „Kokspickeln“ sprechen, die sie allerdings auf fälschende Verunreinigungen zurückzuführen geneigt sind, andererseits auch andere banale Dermatosen, die sich bei diesen meist schlecht gepflegten Leuten finden, als spezifisch cocainbedingt ansehen möchten. Die Reaktionsbereitschaft der Haut zeigt sich jedoch auch bei diesem Arzneiexanthem als außerordentlich individuell. Sie ist offenbar unabhängig von der Größe des Giftquantums und scheint auch nicht nach Art einer Idiosynkrasie konstant bei den gleichen Personen aufzutreten. Ein näheres Studium dieser Manifestationen verdanken wir Pulay in Wien. Er hat im Anschluß an zahnärztliche Cocaininjektionen kleinfleckige, linsen- bis 10-Pfennigstückgroße Eruptionen gesehen, die einen Stich ins Bläuliche zeigten und sich durch ihre scharfe Begrenzung von den seborrhoischen Erythemen unterschieden. Sie waren an den Verlauf des Trigeminus scharf fixiert und erschienen bei cocainempfindlichen Patienten am Morgen nach der Behandlung, während am Abend des Behandlungstages Krampfanfälle aufgetreten waren. Dieses Exanthem scheint für den Dermatologen einen recht typischen Charakter zu haben, indem Pulay lediglich auf die Hauteruptionen hin die Diagnose Cocainismus in fünf Fällen stellte, in denen die Patienten ihre Leidenschaft zunächst zu verheimlichen gesucht hatten. In wenigen Fällen sind uns solche Exantheme gezeigt worden, die jedoch einen mehr urticariellen Charakter hatten, dementsprechend flüchtig waren und mit heftigem Juckreiz einhergingen. Irgendwelche, besonderen Wahrnehmungen haben wir im übrigen an der Haut nicht machen können. Dermographismus, auf den wir als sympathikotonische Reizerscheinung besonders geachtet haben, war niemals besonders ausgesprochen, ebenso haben wir weder trophisch bedingte Formveränderungen an den Nägeln, auf die früher einmal hingewiesen wurde, finden, noch auch Erlenmeyers Beobachtung, daß sich ihre freien Ränder intensiv braun färben, bestätigen können. Zu berücksichtigen ist dabei jedoch, daß wir es im Gegensatz zu Erlenmeyer meist mit Cocainschnupfern zu tun hatten. Wo es sich um Personen mit gewohnheitsmäßigem Verbrauch von Cocaininjektionen handelte, haben wir nie kleine, derbe Infiltrate oder pigmentierte Stellen als Residuen dieser Spritzen vermißt. Häufig sahen wir an den Händen der Cocainisten kleine Brand- oder Verletzungsnarben, die anamnestisch mit der Totalanalgesie des Rausches in Beziehung gebracht wurden. In zwei Fällen sahen wir von der chronisch entzündeten Haut der Nasenlöcher aus ein Erysipel entstehen.

Ein Symptom von außerordentlicher Prägnanz und fast absolutem diagnostischem Wert sind die Schleimhaut- und Knorpelveränderungen der Nase, die ja erst im großen Umfang zur ärztlichen Kenntnis gelangen konnten, seitdem die Prise die übliche Applikationsart geworden ist. L. Natansohn in Moskau, der sich an einem großen Material von chronischen Cocainisten mit diesen Veränderungen eingehend beschäftigt hat, ist der Ansicht, daß Cocaingebrauch früher oder später regelmäßig zu einer Perforation des Nasenseptums führt. Vor ihm hatte schon Casparjanz an der Hand von 2 Fällen und in Frankreich Hautant auf derartige Perforationen aufmerksam gemacht.

Von 86 Schnupfern, die Natansohn rhinoskopierte, waren nur 3 ohne Nasenveränderungen; bei 78 bestanden Perforationen, bei 2 frische, bei 3 vernarbte Ulcerationen. Genauere Erhebungen stellte Natansohn bei 62 dieser Fälle an mit dem Ergebnis, daß einer großen Zahl der Cocainisten die Perforation gar nicht bekannt war, daß sie sich bei allen im knorpeligen, nie im knöchernen Teil des Septums befand, ihre Größe von 1 Pfennig- bis 10 Pfennigstückgröße schwankte, bei kleineren, meist dünnrandigen Perforationen mehr runde, bei größeren, mit dickeren Rändern mehr ovale Formen vorherrschten. Zum Teil waren die vernarbten Flächen borkig belegt, ohne daß übler Geruch bemerkt wurde. Bei 7 Patienten war der Nasenrücken im knorpeligen Teil eingesunken. Der Geruchssinn war bei fast allen erhalten, bei einigen herabgesetzt. Der übrige Nasenrachenraum war ohne krankhafte Veränderungen. Die in Moskau beobachteten, vorwiegend jugendlichen Cocainisten (zwischen 14 und 30 Jahren) waren in ihrer Mehrzahl seit etwa 2—3 Jahren dem Cocaingenuß ergeben, einige Fälle sind mit Sicherheit beobachtet worden, bei denen sich die Perforation innerhalb weniger Wochen und Monate vollzogen haben muß. Histologisch ergab sich: Auflockerung des hyalinen Knorpels, degenerative Veränderungen an den Perforationsrändern und zum Teil bindegewebiger Ersatz, kleine lymphoide oder entzündliche Infiltrate in der Submucosa, Anämie, zuweilen von der Peripherie her epidermisartige Umwandlung der Epithelien, Verhornung. In Ergänzung dieser Befunde berichtet Professor Natansohn, daß er seitdem, bis zum November 1922, in der Privatpraxis noch einen Fall, in der Klinik 10 derartige Fälle gesehen habe. (Briefliche Mitteilung, für die wir auch hier verbindlichst danken.)

Diesen Ergebnissen bleibt uns kaum etwas hinzuzufügen. Wir wollen lediglich darauf hinweisen, daß von manchen unserer Cocainisten die Abstoßung des Knorpels innerhalb kurzer Zeit (2—3 Monate) verfolgt wurde und sie sich selbst die Sequester entfernten, was schmerzlos habe geschehen können. Diese Patienten

wiesen dann jene im vorderen Teil eingesunkene, im ganzen verdickte Nase
auf, oft genug mit akut-entzündlichen Reizerscheinungen und impetiginösen
Eruptionen, ein Bild, das in jenen Kreisen unter dem Namen der „Koksnase"
wohlbekannt ist. Einer unserer Patienten, der vor seiner Cocainzeit wegen einer
angeborenen Anomalie nur durch das eine Nasenloch Luft bekam, erzählte
uns, daß er jetzt auch durch das früher verstopfte atmen könne. Die Rhino-
skopie ergab als Erklärung eine große Perforation des Septums, wie denn überhaupt in einer Anzahl von Fällen eine den Cocainisten unbekannte Perforation
durch die Untersuchung nachgewiesen werden konnte. Bei einem sehr vor-
geschrittenen Fall wurde auch eine Atrophie der Muscheln bemerkt. Häufig
besteht sanguinolenter Ausfluß, bei Aussetzen der Prisen und Nachlassen der
Anästhesie oft genug heftige Schmerzen, die gern auf Verunreinigungen des
verwendeten Präparates bezogen werden, die aber zweifellos auch nach Verbrauch reinen Cocains auftreten können; muß doch auch bei Gebrauch unver-
fälschter Präparate der rein mechanische Insult des fortwährenden Schnupfens
bei einer — und dies ist wohl das Entscheidende — betäubten Schleimhaut
in Betracht gezogen werden, wozu sich noch der anämisierende Einfluß im Sinne
einer Ernährungsstörung gesellen mag. Die heftigen Nasenschmerzen zwingen
manche zur Aufgabe der Prise und nötigen sie zur oralen Zufuhr. Die meisten
greifen aber dann erst recht zum Cocain, das nun schon um seiner anästhetischen
Wirkung genommen wird, so daß Reizung der Schleimhaut und Lähmung ihrer
sensiblen Nerven in dauerndem Wechselspiel sich befinden. Daß die Resorption
an einer entzündeten Schleimhautfläche noch beschleunigter vor sich geht,
wurde schon erwähnt. Wir haben bei unseren Cocainisten übrigens häufig
nicht bloß eine chronische Abstumpfung des Geruchssinnes, sondern auch
eine des Geschmacks festgestellt. Es wäre sonst auch kaum verständlich, wie
leicht sie sich mit verfälschten Präparaten betrügen lassen, die auch nur bei
geringer Übung des Kostenden eine Beimengung z. B. auch von Novocain
verraten.

Indem wir nun noch auf einige mögliche Veränderungen des Stoffwechsels
eingehen, kommen wir zu der schwer entscheidbaren Frage, inwieweit das Cocain
als solches, inwieweit die gesamte Lebensführung der Cocainisten zu besonderen
Erscheinungen Anlaß gibt.

Erlenmeyer berichtet, daß seine Morphinisten, die sich jahrelang in gutem
Ernährungszustand gehalten hatten, rasch verfielen, sobald sie Cocain dazu-
nahmen und in wenigen Monaten Körpergewichtsverluste von 20—30 % aufwiesen. Dabei bestand keine verminderte Nahrungsaufnahme, kein Magen-
katarrh. Im Gegenteil betont Erlenmeyer sogar später, daß der Magen der
Morphiococainisten im allgemeinen widerstandsfähiger als der der reinen Cocainisten sei. Wenn es also trotzdem bei seinen Fällen zu einer Abzehrung, zu
einer „erheblichen Entfettung" gekommen ist, so deutet das schon darauf hin,
daß entweder eine schlechte Ausnutzung oder eine gesteigerte Verbrennung
stattgefunden habe, eine Frage, die bis jetzt nicht entschieden ist. Deutlich
geht aber aus diesen Beobachtungen hervor, daß Cocain auf keinen Fall ein
Sparmittel im Stoffwechsel sei, wie man früher geglaubt hatte, indem man aus
dem Schwinden des Hungergefühls sehr weitgehende Schlüsse gezogen hatte
(vgl. S. 8). Nun hat man bei menschlichen akuten Cocainvergiftungen Erscheinungen beobachtet, die zunächst als Zeichen verringerter Verbrennungen

imponieren könnten. In dem von Bohne mitgeteilten Fall einer versehentlichen Selbstvergiftung, der von Wohlgemuth chemisch verfolgt wurde, kam es nach Einnahme von 0,75 g Cocainhydrochlorid zu einer sechstägigen ununterbrochenen Ausscheidung von Glykuronsäure, die zum Teil an Cocain und Campher (den der Patient in größeren Mengen bekommen hatte) gekoppelt gewesen sein mag, zum Teil als Phenolglykuronsäure nachgewiesen wurde, ohne daß aber vermehrte Phenolausscheidung Anlaß zur Steigerung erhöhter Glykuronsäureausfuhr gegeben haben konnte. In den ersten 3 Tagen war neben der Glykuronsäure auch Glykose nachweisbar. Die Deutung Wohlgemuths geht nun dahin, daß das Cocain schädigend auf die Oxydationskraft des Körpers gewirkt habe, der damit die Fähigkeit verlor, Traubenzucker und Glykuronsäure wie unter gewöhnlichen Umständen total zu verbrennen. Ein Teil des Traubenzuckers werde bis zur Glykuronsäure zersetzt und diese dann mit Phenol gepaart ausgeschieden. Wohlgemuth stützt sich dabei auf Versuche von Hoppe-Seyler, Araki und Zillesen, die am cocainvergifteten Hunde Glykosurie nachgewiesen haben. Auch in der ausländischen Literatur finden sich entsprechende Versuchsergebnisse. Maestro fand bei Kaninchen unter Cocain neben Verminderung der Diurese und der Harnstoffausscheidung ebenfalls eine Vermehrung der reduzierenden Substanzen; Bonanni eine an der Schwefelausscheidung gemessene Herabsetzung der Oxydation in den Geweben. Frank, Underhill und Black bemerkten bei cocainvergifteten Hunden und Kaninchen einen hemmenden Einfluß auf den N-Stoffwechsel und eine erhöhte Milchsäureausscheidung.

Aber bei all diesen Befunden, einschließlich dem von Wohlgemuth, wird man nicht außer acht lassen dürfen, ob es sich hier nicht einfach um sekundäre, von dem durch Respirationsschwäche oder -lähmung herbeigeführten Sauerstoffmangel abhängige Symptome handelt. Und ein solcher höchst bedrohlicher Sauerstoffmangel lag ja gerade in dem angeführten menschlichen „Experiment" vor. In einem von Hempel mitgeteilten Suicidfall, in dem es zu einer Zuckerausscheidung von 3% gekommen war, hatten ebenfalls Krämpfe stattgefunden. Wirkliche Geltung für eine direkt oxydationsherabsetzende Wirkung des Cocains könnten demnach nur Stoffwechseluntersuchungen an nicht Dyspnoischen beanspruchen. In diesem Zusammenhang sei nun nochmals auf unseren wiederholt erhobenen Befund des völligen Mangels an reduzierenden Substanzen im Harn solcher Personen hingewiesen, die die Nacht zuvor sich erhebliche Mengen von Cocain einverleibt hatten. Sodann erwähnten wir bereits den außerordentlichen Appetit, den derartige Cocainisten am nächsten Tage zeigen, und unter dessen Einfluß eine genügende Kompensation stattfindet für den Nahrungsmangel während des Cocaingenusses; wegen der ihn begleitenden motorischen Unruhe bedarf es ja ganz besonders der Nachfuhr an Brennmaterial. Im übrigen aber müssen wir auch sagen, daß der Ernährungszustand unserer Beobachteten so lange kein ungünstiger ist, als nicht wirtschaftliche Schwierigkeiten, Perioden vermehrter Ausschweifungen usf. hierzu besondere, leicht übersehbare Veranlassungen liefern. Mehrere waren tuberkulös, fast alle luetisch infiziert. Besonders ist uns noch aufgefallen, daß sie, in geordnete Verhältnisse verbracht, sehr rasch ansetzen und sich erholen.

Hiermit kommen wir abschließend zu jenen Veränderungen des Allgemeinzustandes, zu denen ein chronischer Cocainmißbrauch führen kann, die aber kurz erledigt werden können, da sie natürlich keine spezifische Cocainwirkung darstellen. Erlenmeyer (l. c.) berichtet von seinen Morphiococainisten, daß sie sehr schlecht aussehen, bleich, grau; von den südamerikanischen Coqueros wird sogar ein ikterisches Aussehen berichtet. Wir möchten auch diese Wirkungen für indirekt halten. Ein leidenschaftlicher Cocainist ißt und schläft wenig, und dazu ist er noch in ständiger Bewegung, gestenreich, tanzlustig und unter Umständen nächtelang in seinen Verfolgungshalluzinationen wie gehetzt unterwegs. Selbst in• der Abstinenz kann die Schlaflosigkeit weiter bestehen, und der unregelmäßig behandelte Magen braucht Zeit, um sich wieder an Nahrungszufuhr zu gewöhnen.

Es bliebe hier noch die Frage aufzuwerfen, inwieweit habitueller Cocain-genuß auf die Nachkommenschaft influiert. Wir selbst besitzen hierüber keine Erfahrungen. Jedoch berichten Courtois - Suffit und Giroux über einen Mann, der täglich etwa 4 g schnupfte und 4 Kinder hatte. Das erste, vor der Cocainintoxikation erzeugte, war vollkommen gesund, das zweite, aus der Anfangszeit seines Cocainismus stammend, war schwächlich, doch intelligent, während die beiden letzten Idioten waren. Vielleicht liegen hier ähnliche Verhältnisse wie beim Alkoholismus vor, was aber mit dieser einmaligen Beobachtung unmöglich zu entscheiden ist.

Zusammenfassend wird man sagen dürfen, daß der moderne Cocainismus auch auf körperlichem Gebiet weniger verwüstend wirkt als sein Vorläufer, der Morphiococainismus der 90er Jahre mit der einzigen Ausnahme der Nasensymptome, die eben durch die jetzt herrschende Prise hinzugekommen sind. Ob nicht gerade durch dieses verhältnismäßig symptomenarme, ungefährlich erscheinende Bild Sorglosigkeit und Gewissenlosigkeit der Cocain konsumierenden und -vertreibenden Kreise genährt werden, bleibt eine andere Frage.

Anhangsweise sei hier noch kurz von Novocainvergiftungssymptomen berichtet, da wie erwähnt, das Novocain bei den Verfälschungen besonders gern benutzt wird. Aus der medizinischen Praxis kennt man, z. B. nach Injektion von 0,5 g plötzlichen Kollaps, Streckkrämpfe, Totalamaurose, Skotome. Noch bedrohlichere Erscheinungen kennt man aus zufälligen intravenösen Injektionen (A. W. Meyer). Es kann zu eigentümlichen Schlafzuständen kommen, bei denen die Patienten auf Anruf reagieren und auch außerhalb des Injektionsbezirkes eine Anästhesie aufweisen, andere leiden unter Tachykardie, Palpitationen, Kopfschmerzen, Durst. Wir selbst haben gesehen, daß Cocainisten, die versehentlich einen ganzen Abend reines Novocain geschnupft hatten, nicht ohne euphorische Wirkung blieben, was natürlich auch auf Autosuggestion beruhen kann. Bei einem von ihnen trat ein flüchtiges urticarielles Exanthem auf.

Autoptische Befunde. Die wenigen Obduktionen, die bei akuten Cocainvergiftungen vorgenommen wurden, haben — wie auch sonst bei Alkaloidvergiftungen — keine besonderen Veränderungen erkennen lassen. Wie durch andere Krampfgifte, so kommt auch unter Cocain, wenn Konvulsionen stattgefunden haben, eine rasch sich einstellende, stark ausgeprägte und lange anhaltende Totenstarre zustande. So wird von Fagerlund ein Fall beschrieben, wo nach Einnahme von 1 Kaffeelöffel salzsauren Cocains $1/_2$ Stunde später der Tod eintrat. Trotz der warmen Jahreszeit bestand noch 2 Tage nach dem Tode starke Leichenstarre (Waden „hart wie Holz"). Andererseits gibt es tierexperimentelle Erfahrungen an Kaninchen, bei denen gerade die Cocainvergiftung verlangsamend auf die Totenstarre einwirkt (Pilz).

Auch für die Organveränderungen gibt es lediglich einige unspezifische Erscheinungen, so am Gehirn Tigrolyse, eine Wirkung, die das Cocain besonders mit Morphin und Strychnin gemeinsam hat.

Ebensowenig sind in diagnostischer Beziehung so allgemeine Angaben zu verwerten, wie solche, daß man nach protrahierten Vergiftungen Degenerationserscheinungen an den Ganglienzellen des Gehirns und Rückenmarks gefunden habe oder denen von Montalti, der Blutreichtum in Leber, Milz, Nieren und im Zentralnervensystem fand.

Schwierig gestaltet sich auch für den forensischen Chemiker die Aufgabe des Cocainnachweises in Leichenteilen. Popp hat auf Grund der in der Literatur mehrfach erwähnten Angabe, daß Cocain in Leichenteilen noch etwa 14 Tage nach dem Tode nachweisbar sein soll, an Kaninchen, die mit Cocain bzw. Novocain gespritzt worden waren, folgende Resultate erhalten: Bei Cocain gelang es nur in einem Fall, und zwar 3 Stunden nach dem Tode, Cocain an der Injektionsstelle durch die Permanganat- und Jodsäurereaktion, sowie durch seine anästhesierende Wirkung festzustellen. Es sind demgemäß alle Angaben, die sich auf den Cocainnachweis nach längerer Zeit beziehen, mit großer Vorsicht zu bewerten, da sich eben die Zersetzung sehr schnell vollzieht.

Zum Nachweis von Cocain im Harn, der ja auch für die Untersuchung am Lebenden in Betracht käme, soll man den alkalischen Harn mit Äther digerieren. Der sirupöse Ätherrückstand muß bitter und abstumpfend schmecken, mit konzentrierter Schwefelsäure versetzt Benzoesäuregeruch geben und die Kaninchen-Cornea anästhesieren, nachdem das Cocain des Rückstandes durch Salzsäure ins salzsaure Salz verwandelt wurde.

Psychische Erscheinungen.

Größer noch als bei den körperlichen Erscheinungen finden wir die Variationsbreite des seelischen Effektes, die die Cocaineinnahme hervorruft. Es kann bei einem gesunden Individuum eine Injektion von 0,03 g einen stürmischen, viele Stunden anhaltenden Erregungszustand mit deliranten Erscheinungen verursachen (so z. B. außer zahlreichen anderen Fällen, Laubi) und kann eine zweite Persönlichkeit in ihrem psychischen Habitus so wenig alterieren, daß nur feinste Methodik eine Beeinflussung der seelischen Funktionen wird nachweisen können. Hier seien in Kürze als die ausschlaggebenden Faktoren für das Wirksamwerden des Giftes — abgesehen von der individuellen Ansprechbarkeit — der körperliche Zustand, die persönliche Konstellation des einzelnen, seine Einstellung und seine Umgebung genannt, Faktoren, die nicht nur den Inhalt der seelischen Abläufe bestimmen, sondern unter Umständen auch das gleiche Individuum auf die gleiche Dosis mit ganz verschiedenen Reaktionen antworten lassen. Jedoch sei auch an dieser Stelle betont, wie unauffällig in der Mehrzahl der Fälle objektiv und subjektiv der seelische Eindruck einmaliger Cocaingaben ist. Das gilt besonders für die Cocainschnupfer. Erst die mehrfach wiederholte Prise ruft jenen erwarteten Effekt hervor, dessen Wesen nunmehr im einzelnen zu schildern ist.

Wir unterscheiden drei Stadien der Einwirkung des Cocains auf das Seelenleben: das euphorische, das Rauschstadium und das depressive. Der

Übergang ist meist ein allmählicher. Die beiden letzten Stadien bedürfen zu ihrer Produktion in der Regel größerer Dosen, obwohl zwischen dem Grad der Vergiftung und der Giftmenge kein völliger Parallelismus besteht. Bei rechtzeitiger Einschränkung der Giftzufuhr gelingt es, die Giftwirkung auf das euphorische Stadium zu beschränken; auch durch Gegenmittel, wie Veronal, kann die Entstehung eines Rausches verhütet werden.

Euphorisches Stadium. Die Cocaineuphorie pflegt kurze Zeit nach der Applikation des Giftes einzusetzen. Sie gibt sich kund in einer freudig erhöhten Stimmungslage, die den eben noch Trübsinnigen, mit seinem Schicksal und seinen Nebenmenschen Hadernden in einen Glücklichen, Zufriedenen umwandelt. So erzählt ein Pfleger uns, der anläßlich eines heftigen Streites zum Cocain griff, er habe fast momentan das Gefühl gehabt, er müsse die Welt umarmen und habe sich sofort mit seinem Gegner versöhnt. Es hat diese Stimmung eine gewisse Tendenz zum Sentimentalen, und wir hörten oft die Angabe, daß der Cocainist in diesem Zustand leicht gerührt, zu Tränen geneigt, empfänglich für Musik und zuweilen zu einem fast sinnlosen Verschenken seiner Habe bereit ist. Diese sentimentale Stimmungslage steht zwischen der ausgelassenen, heiteren und der beschaulich ernsten Form der Euphorie. In dieser geben sie sich kontemplativen Betrachtungen hin, die als angenehm, ja als glückhaft empfunden werden, selbst wenn ihr Inhalt ein durchaus trauriger ist. Philosophische Gedankengänge werden ausgesponnen, der Sinn des Lebens durchdacht. Einige erzählen von dem Gefühl der Schwermut und des Leidens, das über sie kommt und geradezu märtyrerhaftes Bewußtsein erweckt, dem sich selbst die Gebärde nicht entzieht. Wir hörten von einem Studenten diese Stimmung schildern als eine der Erbitterung gegen sich selbst, als ein Gefühl des Unwahren, während ein anderer im Cocainrausch durch den Schein der Unwirklichkeit, der dann auf den Dingen läge, der wahren Erkenntnis der Welt näherzukommen glaubt und ein Dritter in solchen Stunden geradezu „die Schau der platonischen Ideen" zu erleben meint. Es spricht aus diesen Auslassungen die Erhöhung des Selbstbewußtseins, wie es in noch viel deutlicherer Weise den Frohsinnigen in der Cocaineuphorie zukommt. Das Auftreten der beiden Reaktionsformen braucht übrigens nicht konstitutionell bedingt zu sein. Vielmehr kann dasselbe Individuum je nach Umständen verschiedene Arten der Cocaineuphorie erleben. So reagierte einer der oben zitierten Kontemplativen mit bis zum Rausch sich steigernden, zu Exzessen führenden Erregungen, wenn er das Gift nicht allein, sondern im geselligen Kreis einnahm.

Das gesteigerte Selbstgefühl begleitet das Reden und Handeln. Alles, was der Cocainist sagt, erscheint ihm bedeutend. Flache Witze, nächstliegende Wortspiele werden ihm zu geistreichen Gedankensplittern. Er empfindet sich als schlagfertig und überlegen, ohne ihn ginge alles schief. Seine Haltung wird posenhaft. Er achtet auf seine Kleidung, rückt sich den Schlips zurecht, betrachtet sich im Spiegel, hat überhaupt zuweilen ein geradezu narzistisches Wohlgefallen an sich selbst.

Dem objektiven Beobachter gibt sich die Erregung, die das Gift setzt, leicht kund; vor allem durch die lebhafte Motorik oder besser, da es sich um motorische Umsetzungen seelischer Vorgänge handelt, durch die gesteigerte Psychomotorik des Cocainisten. Ihr häufigstes Symptom ist der Rededrang. Während in einer geringen Zahl von Fällen Cocain hemmend auf die Sprache einwirkt,

sodaß es zur Verlangsamung, zur Stockung, ja zur Sprachlähmung kommen
kann, wird meist der Redestrom ein lebhafter, und Beschleunigung des Gedankenablaufes wie der der motorischen Innervation ermöglichen eine Flüssigkeit der Diktion, die dem gesteigerten Mitteilungsbedürfnis des Cocainisten
gerade recht entgegenkommt. Er kennt keine Geheimnisse. Gleichgültig, ob
er seiner Frau gesteht, daß er sie betrügt oder seinem intimen Freund Wohl-
bekanntes vorträgt, dem ersten besten Fremden seinen Lebenslauf berichtet,
sei es die Abortfrau oder, wie bei unserm Fall Th., der Portier des Krankenhauses,
das er zur Entziehung aufsuchte, nachdem er dem Gebrauch der Toxikomanen
folgend, sich vorher noch reichlich Gift zugeführt hatte. Immer erzählen sie
die minutiösesten Einzelheiten, verlieren sich, unterbrechen sich, stets bereit,
die Wahrheit ihrer Berichte mit den Dokumenten ihrer Brieftasche zu bekräftigen.
Droht der Strom der Rede zu versiegen, wird er mit neuen Dosen angeregt,
und daß Nächte so durchgeplaudert werden, gehört zu typischen Berichten der
Cocainisten. Gedämpftes Licht, Kerzenschein und Verkleidungen aller Art
sind die theatralischen Formen, die in diesem Zustand gern angenommen werden.

Natürlich ist die Umsetzung in Worte nicht der einzige Abflußweg der
psychomotorischen Erregung. Schlagen und Schreien, heftiges Gestikulieren,
Freude am Tanz, zweckloses Umhergehen, kurz eine vielfältige motorische
Lebhaftigkeit gibt einer Gesellschaft von Cocainisten ein Gepräge, das sie äußerlich mit Alkoholisierten leicht verwechseln läßt.

Was die intellektuellen Funktionen betrifft, so dürfte die Beschleunigung
des Gedankenablaufes, die fast regelmäßig subjektiv empfunden wird, für die
Entstehung des Wohlbehagens nicht unwesentlich sein. Fortfall von Hemmungen und Widerständen lassen selbst den sonst Schwerfälligen jetzt als innerlich reich erscheinen, nehmen ihm das Gefühl der Inferiorität. Die Richtung
des Gedankenablaufes wird von der Umgebung bestimmt. Häufig kommt es
in der Einsamkeit zu dem Auftreten bunter Vorstellungsreihen mit kaleido-
skopartigem Ablauf von Szenen, die entweder die Reproduktion vergangener
Erlebnisse oder ein Schweifen in die Zukunft, ein Ausmalen erwünschter Situationen, etwa den Tagträumen entsprechend, bedeuten. Der Inhalt der Wunscherfüllung hängt natürlich von dem Niveau des Individuums ab. Ein einfaches
junges Mädchen, das in unserer Gegenwart Cocain schnupfte, wünschte sich:
„Jetzt möchte ich mit meiner Freundin in Hamburg sitzen, im Séparée, in weichen
Sesseln, eine Flasche Wein vor uns, in der Ferne Musik, so recht sehnsüchtige,
so möchte ich Stunden mit ihr verbringen". Alle Schwierigkeiten der wirklichen
Lage lösen sich, in seinen Luftschlössern ist der Cocainist reich, berühmt. „On
flotte dans cette espèce de contemplation nonchalante" (Rossier).

Die Ansprechbarkeit der Sinnessphären, die Hyperakusis sowohl wie die
Erregung der optischen Sphäre erleichtern die Vorstellungen, machen sie scharf
und sinnlich lebhaft, und oft genug sieht der Träumer die Personen, mit denen
er sich beschäftigt, deutlich vor sich und hört sie reden. Die Franzosen berichten
von lebhaften farbigen Visionen, ähnlich denen anderer Rauschgifte, doch fanden
wir hierfür keine Bestätigung. Französische Autoren machen auch eine scharfe
Trennung des euphorischen Zustandes (ivresse)[1] in zwei Phasen, ein dynamisches

---

[1] Die Franzosen bezeichnen also das euphorische Stadium mit ivresse, während sie den
Rausch délire nennen.

mit motorischer Lebhaftigkeit und intellektueller Anregung und ein späteres
der Indolenz mit schönen Träumen. Nach unseren Erfahrungen braucht dem
Zustand der Passivität, der Hingabe an die spielerische Phantasie keine Erregung
voranzugehen, kann vielmehr primäre Cocainwirkung sein, wenn die Situation
dieser Art des Erlebens entgegenkommt.

Es könnte den Anschein haben, als ob das euphorische Stadium mit seiner
Steigerung des körperlichen und seelischen Kraftgefühls der Leistungsfähigkeit
eines Menschen günstig wäre. Von rein somatischen Leistungen dürfte dies
sicherstehen. Nicht nur, daß die Berichte über die Coqueros hier übereinstimmend lauten, auch bei amerikanischen Hafenarbeitern sah man erhöhte Aus-
dauer und vermehrte Leistung bei schwerster Arbeit, und im Versuch steigert
schon 0,02 g Cocain die dynamometrisch bestimmte Kraft beträchtlich (Freud).
Auch für die Erledigung komplizierter Aufgaben finden sich vereinzelte dahin-
gehende Angaben. So berichten Vallon u. Bessière, daß ein Automobilist
nie so kühn und zugleich so sicher durch die Straßen von Paris fuhr, als wenn
er Cocain genommen hatte. Ähnlich gibt unser Fall N. N. an, unter Cocain
kühne und gewagte Akrobatenkünste mit dem Gefühl besonderer Sicherheit
ausgeführt zu haben. Der Kellner S. Y. rechnet erheblich schneller nach Cocain,
und wir hörten von einem Reisenden, der sich der Verdoppelung seiner geschäftlichen Erfolge rühmte, seitdem er in mäßigen Dosen Cocain schnupfte, von
Schauspielern und Sängern, die ihr Lampenfieber mit Cocain bekämpfen usw.
Demole berichtet sogar von einem Kassierer, der sich mit Cocain den Mut
zu seinen Unterschlagungen einflößt. Aber im allgemeinen besteht Übereinstimmung darüber, daß Cocain nur ein Strohfeuer entfacht, daß es zwar den
Drang nach Betätigung steigert, ein Tatendrang, der mitunter sogar nach
Konflikten sucht, sich selbst bei ängstlichen und menschenscheuen Cocainisten
in energischen Briefen, aggressiven Telephongesprächen kundgeben kann und
sich auch bei unseren Selbstversuchen in einer erethischen Tendenz bemerkbar
machte (s. Protokoll), dem aber nicht die Kraft zu produktivem Schaffen im-
manent ist.

Schon aus den Protokollen früherer Selbstversuche geht hervor, wie kritisch
die Beobachter dem inneren Wert der Cocainanregung gegenüberstehen. So
schildert Mantegazza sehr eindringlich die Inkoinzidenz von Anregung und
Fähigkeit nach dem Cocaingenuß. „Während meine Feder ungeduldig und nicht
schnell genug auf dem Papier lief, war ich nicht imstande, neue Ideen zu fassen,
noch eine Arbeit zur Form zu bringen von nur einigem Wert, die im Einklang
mit meinem außergewöhnlichen Geisteszustand stand". Und ein amerikanischer
Arzt Hammond, der 1886 Selbstversuche machte und dabei in einen Zustand
geriet, in dem er zwangsmäßig viele Seiten vollschrieb, gibt an, daß die Gedanken-
reihen an sich richtig, aber ohne jegliche Verbindung untereinander waren. Uns
berichtet ein Student von gesteigerter Aufnahmefähigkeit und erhöhtem Verständnis für Musik nach Cocain. Auch seien seine philosophischen Gedankengänge kühner, hielten aber der Kritik des Nüchternen nicht stand. Die „Ab-
stinenzarbeit" sei organischer als die im Giftrausch erschlichene. Auch in der
Selbstschilderung, die Mayer-Groß wiedergibt, wird die Wertlosigkeit der
geistigen Produktion betont. Ein anderer dagegen betrachtet es nur als einen
Zufall, daß in seiner Cocainglückhaftigkeit, einer Stimmung, die er aus den
Zeiten seiner größten Produktivität kenne, nie ein produktives Werk entstanden

sei. Jedenfalls sind uns bleibende Schöpfungen, unter Cocainwirkung entstanden, nicht bekannt, ein Gegensatz zu den Produktionen berühmter Alkoholiker. Nicht der reale Gehalt, sondern das subjektive Gefühl der Erleichterung und Beschleunigung des Gedankenablaufes ist eben das steigernde Moment des Giftes. „La poussée dynamique qui suvient après l'injection de cocaine se dépense la somme qu' à la diffusion mentale et ne réalise qu'un travail défectueux" (Saury).

Die erregende Wirkung des Cocains versuchte man bald gegen pathologische Hemmungszustände auszunützen. Schon 1886 berichtete Heimann u. a. von vorübergehendem Einfluß des Giftes bei Melancholien. Doch kam man von seinem Gebrauch bei Psychosen schnell wieder ab. In jüngster Zeit sind erneut Versuche mit Cocaininjektionen bei Geisteskranken angestellt worden. Berger konnte bei Katatonikern mit 2—5 cg den Stupor für kürzere Zeit (1—2 Stunden) lösen, von 11 Kranken erhielt er bei 8 sprachliche Reaktionen. Bei Melancholikern fand er eine erhebliche Beschleunigung psychischer Leistungen (Rechenaufgaben). Wirkungslos erwies sich nach Hinsen Cocain bei senilen Hirnprozessen. Dagegen konnte auch er bei Paralytikern mit katatonischen Symptomen ein vorübergehendes Nachlassen der psychischen und sprachlichen Hemmung beobachten, auch ihr Negativismus schwand, dagegen persistierte die motorische Hemmung und die flexibilitas. Berger schließt aus seinen Versuchen, daß die Wirkung des Cocains sich auf die zentralen Teile des Gehirns erstreckt, in denen sich die materiellen Prozesse abspielen, zu denen die Bewußtseinsvorgänge in Abhängigkeitsbeziehungen stehen.

Wir selbst sahen nach einer Injektion von 0,05 g Cocain bei einer Epileptica eine deutliche Beeinflussung des Sprechaktes. Die sonst sehr gehemmte Redeweise wurde fließend. Assoziationen und äußeres Verhalten blieben unverändert. Ohne jeden Effekt war die gleiche Gabe in einem Fall sensorischer Aphasie.

Das Rauschstadium. Bei aller Lebendigkeit, ja Leibhaftigkeit, den die Vorstellungsinhalte im ersten Stadium der Cocainwirkung annehmen können, bleibt das Bewußtsein der Unwirklichkeit des Erlebten ganz erhalten. Es gehört zu den Eigentümlichkeiten der Cocainwirkung, daß dieses Bewußtsein auch dann nicht völlig verloren geht, wenn die toxische Dosis erreicht ist und eine pathologische Umdeutung der Außenwelt vorgenommen wird. Dies tritt im Stadium des Rausches ein. Eine scharfe Abgrenzung der euphorischen Erregung von dem Rausch ist im allgemeinen nicht möglich. Nur selten wird ein schroffer Umschlag angegeben, so von dem Selbstbeobachter bei Mayer-Groß. Meist vollzieht sich ein allmählicher Übergang und, wie noch auszuführen sein wird, lassen sich wesentliche Merkmale des Rauschzustandes als quantitative Steigerung der ersten Reizperiode verstehen.

Die Stimmungslage allerdings erfährt eine völlige Verwandlung. Aus dem heiter ausgelassenen oder ernst beschaulichen wird jetzt ein angstvoll gespannter, überaus gereizter, ruhelos erregter Mensch. Das Gefühl der Angst kann ein ganz allgemeines sein, ohne irgend einen konkreten Inhalt zu haben, öfter aber hat es Beziehungen zu dem persönlichen Leben des Süchtigen, ist, wenn man will, sein wachgewordenes böses Gewissen. Die ungetreue Ehefrau fürchtet die Entdeckung des Ehebruchs, der Cocainschieber hat Angst vor seiner Verhaftung, den dem Elternhaus Entlaufenen peinigt die Furcht vor dem Vater, Geschwister, die gewaltsam Cocain aus einer Apotheke rauben, zittern, der Apotheker sei ihnen auf der Spur.

Gespeist wird der Affekt von der aufs höchste gesteigerten Reizbarkeit der Sinnesapparate, und er verführt seinerseits wieder zu einer Umdeutung der Sinneswahrnehmungen. Es beginnt das Stadium der Illusionen. Zunächst steigert sich die Intensität der Eindrücke, besonders der akustischen. Knacken wird zum Knall, das Geräusch der in der Ferne fahrenden Straßenbahn zur herannahenden Feuerwehr usw. Bald wandelt sich die Natur der Außenreize völlig um, vereinzelte Stimmen werden zu Pfeifen, zu Trompetensignalen, leise Schritte zu dem Anstürmen von Truppen oder von Einbrecherscharen, und ähnlich verwandeln sich die optischen Gegenstände. Kleiderständer nehmen menschliche Formen an, Handtücher werden zu Geistererscheinungen. Einer will Wasser in den Aschbecher gießen, weil er in den Zigarettenstummeln schwimmende Aale sieht usw. Es werden alle Objekte der Außenwelt in die Sphäre der Angst einbezogen und verändern damit ihr Aussehen.

Erklärlicherweise verführt die innere Unsicherheit den Cocainisten zu Beziehungsideen. Er fühlt jeden Blick auf sich gerichtet, jeder sieht ihm seine Laster an, man flüstert über ihn, man lacht ihn aus. Sucht der Euphorische in dem Bewußtsein seiner Sieghaftigkeit die Aufmerksamkeit der Menschen auf sich zu lenken, so vermeidet man jetzt jede Annäherung.

Scheu wie Verbrecher sahen wir zwei Berauschte aus dem Hause schleichend, auf jedem Treppenabsatz spähend, ob nicht jemand dort säße. Ein ehemaliger Patient, der sich uns im Cocainrausch auf der Krankenabteilung vorstellen wollte, getraute sich nicht in den Saal, sondern erwartete uns auf der Toilette. Und wenn selbst der Cocainist in impulsiver Aufwallung, etwa weil er sich beleidigt fühlt, völlig fremde Passanten anrempelt, ist auch solche Gewalttat als dem Gefühl der eigenen Inferiorität entstammend anzusehen.

In enormer Weise gesteigert ist die Erschreckbarkeit und die Suggestibilität des Cocainisten.

Jedes Geräusch läßt ihn zusammenfahren, und wir sahen einen unserer Bekannten (L. E.) in geradezu grotesker Weise vor den Funken seines Taschenfeuerzeuges zurückprallen. Der gleiche Fall gibt ein gutes Beispiel für den Grad der Beeinflußbarkeit im Cocainrausch. Nachdem er mit X. reichlich Cocain genossen hatte, beschlossen beide, zusammen einen Einbruch auszuführen und, zwar im Hause des X., obwohl ihm bekannt war, daß für X. fingierte Einbrüche pervertierte Sexualhandlungen bedeuten. Sie schlichen sich in seine Wohnung, packten in einbrecherhafter Weise Wertsachen zusammen und wollten damit nach Hamburg reisen. Auf dem Bahnhof zurückgehalten, fuhr er zurück in die Wohnung, öffnete diese mit dem Dietrich, lief aber schließlich davon. Sind die Beispiele für die Suggestibilität der Cocainberauschten auch nicht immer so drastisch, so sei doch noch einiges, in gleicher Richtung Liegendes angeführt. Einer unserer Cocainisten glaubte, nachts in einem Geschäft einen Einbrecher zu gewahren. (Es war ein großer Kaffeebehälter.) Sofort stimmten ihm seine Begleiter zu, holten die Polizei und waren von ihrem Irrtum kaum zu überzeugen. Auch die wiederholt erhaltene Angabe, daß völlig heterosexuell Empfindende sich zu inversen Handlungen aktiver oder passiver Art bestimmen lassen, gehört hierher. Ihre forensische Beurteilung, zu der sie führen können, soll später erörtert werden.

Auch über die Bedeutung der Autosuggestibilität für die Halluzinationen wird noch zu sprechen sein. Es sei betont, daß schon in dieser Stufe des Cocainrausches gewaltsame Akte nicht zu den Seltenheiten gehören. Besonders auf Grund von Beziehungsideen geraten einige in sinnlose Wut und schlagen rohen Trunkenbolden gleichend los. Eine Cocainistin ohrfeigte im Café nach der ersten Prise eine Dame, weil sie von ihr „frech" angesehen worden sei. Auch Demolierungen von Einrichtungen, das Hinwerfen brennender Lampen, das Zerreißen von Kleidungen haben wir mehrfach erlebt. Gefährlicher aber sind

die Ausbrüche im höchsten Stadium des Rausches, in der Halluzinose, die
einen ausgesprochen persekutorischen Charakter trägt.

Mit rücksichtsloser Entschlossenheit, oft verführt durch ihre Trugwahrnehmungen, greifen die Halluzinanten sich und ihre Umgebung an. B. E. reißt
sich, aus Angst zu verbrennen, die Kleider vom Leibe, er hat so 5 Anzüge zerrissen. Einer schießt auf seinen Diener, weil er zwischen dessen Zähnen eine
brennende Laterne vermutet. Ein anderer richtet den Revolver durch das
Fenster in die Wohnung des Freundes, weil man dort über ihn schilt. Vermeint-
lichen Einbrechern, Objekten der Trugwahrnehmungen wird bewaffnet ent-
gegengegangen, hemmungslos werden die Haustüren eines Hotels eingerammt
usw. Ein amerikanischer Autor berichtet von solchen Zuständen der Raserei
bei Negern, daß nichts übrig bliebe als sie niederzuschießen (Williams).

Über die Art der Trugwahrnehmungen ist zu berichten, daß sie kein Sinnesgebiet verschonen. Akustisch treten sie zunächst als Geräusche (Sausen, Brum-
men, Glockentöne, Trompeten, Schritte) auf, oder es werden Stimmen gehört,
und zwar haben die Phoneme meist einen scheltenden Charakter. Schimpf-
worte, unanständige Ausdrücke, Drohungen werden vernommen. Ein Arzt
hört unter seinen Teppichen warnende Rufe, man wollte ihm sein Gift nehmen.
Mitunter kommt es zu lebhaften Zwiegesprächen der Kranken mit ihren
Stimmen, und zuweilen findet sich die Angabe über das Lautwerden der eigenen
Gedanken.

Die optischen Halluzinationen finden sich im Cocaindelir nicht mit der
Konstanz, mit der sie das alkoholische Delir begleiten. Aber häufig genug
kommt es auch hier zu Trugwahrnehmungen, und schon Erlenmeyer weist
auf eine besondere Art von optischen Cocainhalluzinationen hin, den mikro-
skopischen, bei denen, wie er sagt, das Gesichtsfeld der Halluzinanten siebartig
durchlöchert ist. Sie sehen dann besonders auf weißen Flächen, z. B. Kachel-
öfen oder Betten, unzählige kleine dunkle Punkte, mitunter in Bewegung,
die dann als Insekten, Flöhe, Bienen usw. gedeutet werden. Auch große Objekte,
Hunde und Pferde können in der Halluzination auffällig klein erscheinen. Doch
auch makroptische Bilder steigen auf, häufig gräßlichen Inhalts, Totenköpfe,
die an den Bäumen hängen, menschliche Glieder auf den Teppichen verstreut,
jammernde nackte Kinder, monströse Gestalten näherkommend und beim
Zutreten verschwindend, wie Epileptiker sie schildern. Mitunter wird über
laszive Erscheinungen geklagt, nackte Frauen auf den Tapeten usw. Die Franzosen berichten von farbigen Visionen (z. B. tanzende Liliputaner mit Kleidern
von schönsten Farben) und solchen euphorischen Inhalts. Wir haben hierfür,
wenigstens unter unseren Fällen, keine Beispiele gefunden, und es scheint sich
hierbei mehr um „lebhafte Erinnerungen" (Briand u. Vichon) zu handeln,
den oben beschriebenen euphorischen Wachträumen gleichend, als um echte
Trugwahrnehmungen.

Geradezu als pathognomonisch für den Cocainismus gelten die unter dem
Namen signe de Magnan bekannten, aber schon vorher von Erlenmeyer
beobachteten Halluzinationen des Tastsinns. Die Halluzinanten fühlen unter
ihrer Haut Fremdkörper, die als Würmer, Milben, Cocainkrystalle usw. gedeutet
werden. So stark ist der Wirklichkeitseindruck, daß sie sich die Haut mit
ihren Nägeln oder spitzen Gegenständen aufreißen, um die Fremdkörper
herauszuholen und daß cocainsüchtige Ärzte mit dem Mikroskop ihre angeblich

neu entdeckten Mikroben zu demonstrieren suchten. Einem Kranken werden mit jeder Spritze Buchstaben unter die Haut injiziert, ein anderer sucht in seinen Abscessen Cholerabacillen. Courtois - Suffit und Giroux erwähnen einen Arzt, der auf Grund seiner eigenen Sensationen alle Krankheiten durch das Eindringen von Coccidien unter die Haut erklärt und seine Patienten mit Firnis bestreicht, um sie vor den Mikroben zu schützen. Auch die bei psychotischen Prozessen häufig zu beobachtenden Hautsensationen des Elektrisiertwerdens sind der Cocainhalluzinose nicht fremd. Sie werden von Spritzcocainisten berichtet, und wir fanden sie auch bei Schnupfern (so in dem Fall H. E.). Über ihre wahnhafte Umdeutung wird noch zu sprechen sein.

Unter den Cocainschnupfern scheinen Tasthalluzinationen nicht so regelmäßig und weniger ausgesprochen vorzukommen, als nach den lehrbuchmäßigen Darstellungen des Cocainismus zu erwarten wäre. Immerhin fanden wir viele Fälle, bei denen, wenn auch flüchtiger, die Halluzination des von Insekten, insbesondere von Läusen Befallenseins aufgetreten war. Auch auf der Zunge werden Fremdkörper gefühlt, Haare, Fischgräten usw. Inwieweit ein Zusammenhang dieser Erscheinungen mit den geschilderten Parästhesien besteht, soll uns noch bei einer ausführlichen Kritik der psychischen Cocainsymptome beschäftigen.

Hier bleibt noch zu erwähnen, daß auch auf anderen Sinnesgebieten, wenn auch viel seltener, halluzinatorische Phänomene vorkommen. Den haptischen Halluzinationen nahestehend, sind die thermischen, die wir in sehr schöner Weise in unserem Fall B. E. beobachteten. Der absolut verwirrte und unzugängliche Kranke weigerte sich, mit dem Ausdruck höchster Angst, bei der Krankenhausaufnahme in das Bett zu gehen, unter der Begründung, er verbrenne, im Bett sei Feuer. Später erzählte er uns ein Erlebnis ähnlicher Art, das für den Grad des Realitätscharakters seiner Halluzinationen sehr charakteristisch ist. Er befand sich im Grunewald, als nach starkem Cocaingenuß ihm die Bäume plötzlich zu brennen schienen. Angsterfüllt stürzte er sich in einen See und blieb dort etwa eine halbe Stunde schwimmend, sich immer in der Seemitte haltend, wo er sich am sichersten glaubte.

In dem ersten Erlebnis, gab er an, hätte er nicht nur das Gefühl des Verbrennens, sondern auch einen intensiven Brandgeruch verspürt. Geruchshalluzinationen kommen bei Cocainisten nur spärlich vor. So berichtet Thomsen, daß einer seiner Fälle behauptete, man blase ihm durch ein Mauerloch Chloroform zu.

Noch seltener treten Geschmackshalluzinationen auf, vielleicht auf Grund von Pareugesien. So beobachteten wir in einem Versuch eine Stunde anhaltende Pareugesie, Geschmack nach verbranntem Gummi. Ein alter Cocainist, Fall N. N., hatte häufig in der Abstinenzperiode einen intensiven Cocaingeschmack.

Wie bei anderen Rauschzuständen, treten auch im Cocainrausch die Trugwahrnehmungen der einzelnen Sinnesgebiete nicht immer getrennt auf. Es kommt zu Kombinationen, wie sie teilweise schon erwähnt wurden, etwa bei dem Halluzinanten, der neben dem Gefühl des Verbrennens einen initialen Brandgeruch spürt, oder halluzinierte Bienen werden gesehen und gefühlt, Schlangen, die den Weg kreuzen, zischen usw.

Trotz dieser häufig vorhandenen und noch genauer zu erörternden kritischen Stellung findet — ein Gegensatz zum Alkoholdeliranten — eine schnelle systematisierende wahnhafte Umdeutung der Sinneswahrnehmungen statt.

Es wurde schon betont, daß die Richtung der sich an die Reize der Außenwelt anschließenden Vorstellungen vor allem durch das Angstgefühl bestimmt wird und daß dieser Affekt zu wahnhaften Ideengängen drängt. Es sind diese mannigfaltiger Art, und wir haben schon erwähnt, wie sie meist einen Beziehungscharakter haben und dann zu gefährlichen Akten führen können. Abgesehen von diesen werden häufig Vergiftungsideen geäußert. B. E. sah z. B. in Kuchen, der ihm gereicht wurde, Rosinen als Gift an oder behauptete, die Getränke hätten eine eigenartige Färbung; ja es kommt vor, daß trotz aller Gier nach dem Gift Cocain zurückgewiesen, sogar weggeschüttet wird, mit der Begründung, man habe etwas hineingetan, es schmecke anders als sonst, einer sah in dem Pulver lauter Läuse. E. konnte nur mühsam von uns zurückgehalten werden, seinen Shawl wegzuwerfen, dessen punktiertes Muster auch Anlaß zu Tiervisionen wurde.

Zum Teil sind die Wahnvorstellungen mit der Perzeption der elementaren Empfindungen so eng verbunden, daß nicht einmal bei der Beschreibung eine Trennung möglich ist, wie etwa die Umdeutung der Hautsensationen als verursacht durch irgendwelche Objekte. Aber auch die anderen Sinnestäuschungen verführen zu komplexeren Wahnideen. Vor allem werden die Gehörstäuschungen verknüpft mit Angstvorstellungen, und es entsteht geradezu ein Verfolgungswahn, der die älteren Autoren den Cocainrausch als paranoia hallucinatoria bezeichnen ließ. Am häufigsten wird in diesem Zustand von Einbrecherangst berichtet. Jedes Knacken, jeder Tritt auf der Treppe verkünden dem Erwartungsvollen die nahenden Eindringlinge. Mit gespanntem Revolver kann so der Cocainist stundenlang dasitzen und in ständiger Furcht immer wieder zur Tür eilen. Der Offizier, bei Ausbruch der Revolution, verbarrikadiert sich gegen die heranstürmenden Meuterer. Dieser raptus panaphobique, wie Vallon u. Bessière diese häufigste akute Vergiftungsreaktion des Cocainisten nennen, wechselt in seinem Inhalt natürlich mit den jeweiligen Situationen. Spielt bei dem in der Wohnung Befindlichen die Einbrecherpsychose eine wesentliche Rolle, so reagiert z. B. der Grenzschutzsoldat K. E. im gleichen Zustand mit plötzlichem Alarmieren seiner Kameraden, er hört die Feinde kommen, halluziniert Schüsse und kann von der Unwirklichkeit seiner Erlebnisse kaum überzeugt werden.

Wenn auch, wie erwähnt, impulsive, ja gemeingefährliche Handlungen zuweilen durch wahnhaft umgedeutete Wahrnehmungen ausgelöst werden und so der Anschein völliger Einsichtslosigkeit erweckt wird, bleibt nicht nur das Persönlichkeitsbewußtsein in vielen Fällen von Cocainrausch erhalten, sondern es besteht auch eine mehr oder weniger deutliche Einsicht in die Unwirklichkeit des Erlebten, in seine toxische Bedingtheit. Der vage Gedanke: das ist nichts Echtes, der Spuk rührt vom Cocain her, kann während der ganzen Dauer persistieren. Es ist dies kein klares Wissen, mehr eine Bewußtheit, ein Zustand, der am besten durch den Vergleich mit dem Traum veranschaulicht wird, den uns gegenüber auch ein Cocainist spontan gebrauchte, wie auch französische Autoren von dem rêve en action sprechen. Und nicht nur pflegt die persönliche Orientierung erhalten zu bleiben, man kann aus den Berichten und Selbstbeobachtungen von Cocainisten geradezu eine Einstellung auf den Eintritt der halluzinatorischen Erlebnisse ersehen. Wer einmal erfahren hat, daß zu den Giftwirkungen die Trugwahrnehmung gehören kann, der wartet auf ihr Kommen mit einer gewissen sensationslüsternen Spannung, und dann überwältigt das Wiedererscheinen der „Geister" nicht, sondern sie sind ihm gute Bekannte. Es entspricht dieses Verhalten außer inneren Gründen, die später noch erörtert werden, jener schon betonten Cocaineinwirkung: der Erhöhung der Suggestibilität. Sie setzt schon in der euphorischen Phase ein, und wenn die erste Prise schon stimulierend wirkt, so gilt auch hier die Bemerkung eines Heroinomanen, der Effekt der Spritze sei ein moralischer. Wie bezeichnend aber ist es, wenn ein in seinen Angaben ganz zuverlässiger Cocainist kleine schwarze Teufelchen halluziniert, die völlig dem Aussehen der Erscheinungen entsprechen, die ein befreundeter Cocainist ihm gewissermaßen vorhalluziniert und die er „übernommen" hat.

Als weiteres Zeichen der Beeinflußbarkeit konnten wir feststellen, daß es gelingt, jene durch Liepmanns Studien bei Alkoholdeliranten so bekannt gewordenen Druckvisionen auch bei Cocainisten hervorzurufen. Sie treten auch in Fällen auf, die keine ausgesprochenen Halluzinationen erlebt haben, bzw. in einem Stadium, in dem es nicht spontan dazu käme, beweisen also die Bereitschaft, die halluzinatorische Fähigkeit des Cocainisten. Nach Abklingen des Rausches sind sie nicht zu provozieren. Gesehen werden zunächst entoptische Bilder, aber bunter und reicher an Einzelheiten als normalerweise, oder einzelne Gestalten, schließlich ganze Szenen. Ihr Inhalt ist mitunter dramatisch bewegt, aber nicht unbedingt schreckhaft. Bei Versuchen, die wir mit unserem Fall L. E. unternahmen, traten sie nach der Einnahme von etwa 0,6 g reinen Cocains in außerordentlicher Lebhaftigkeit auf. E. halluzinierte erst einzelne Personen, dann kam es zu dem Ablauf einer Szene. Er glaubte sich plötzlich mit seiner Begleiterin auf der Straße, stritt erregt mit einem Autoführer, rief die Nummer des Autos, das ihn beinahe überfahren hätte, und stand so unter dem Eindruck der Realität des Erlebten, daß er nach Öffnen der Augen an dem Glauben, auf der Straße gewesen zu sein, festhielt (s. Protokoll).

Allerdings hatte der Zustand, in dem er sich befand, schon Symptome, die andern halluzinatorischen Zuständen nicht eigen sind, sondern einer Geistesverfassung angehören, die als Delir bezeichnet wird. Bekanntlich sind die Kennzeichen des Delirs, abgesehen von den Halluzinationen und wahnhaften Einfällen, ein triebhafter Betätigungsdrang und eine Trübung des Bewußtseins. Eine Abgrenzung zwischen dem halluzinatorischen und dem deliranten Stadium des Cocainrausches besteht nicht. Es kommt zu ganz fließenden Übergängen, und wir werden auf Phänomene, die beiden Zuständen gemeinsam sind, gleich zurückkommen. Hier sei hervorgehoben, daß die für den Deliranten charakteristische Verkennung der Außenwelt auch im Cocainrausch oft erhebliche Grade annimmt. Trotz der Fähigkeit, sich der Einzelheiten seiner bekannten Umgebung zu entsinnen, identifiziert er dann sein Haus nicht oder läuft stundenlang in Irre, wenn er sein Lokal sucht, von dem er nur Minuten entfernt ist.

Übrigens besteht ein sehr lebhafter, rein triebmäßiger Drang, in den Straßen umherzulaufen sowohl im Cocaindelir wie auch in früheren Stadien des Cocainrausches. Es ist ein Beschäftigungsdrang, dessen Formen für die Giftwirkung fast typisch erscheinen.

Seine Anfänge äußern sich in der Tendenz des Cocainisten, Ordnung zu schaffen. Schon auf der Höhe des euphorischen Stadiums neigt er hierzu. Ihn stört dann leicht eine Kleinigkeit, etwa die herabhängende Schnur einer elektrischen Leitung. Er wird nervös durch den Anblick eines am Rande des Tisches stehenden Gefäßes. Wie beziehungslos zu dem Zweck und instinktmäßig die ordnende Tätigkeit ausgeübt wird, zeigt das Verhalten zweier im Versuch beobachteter Cocainisten. Sie wischten dauernd den Tisch mit einem von Schmutz schwarzen Taschentuch ab, oder ihr Ordnungssinn betätigte sich durch spielerisches Aufbauen der umherliegenden Gegenstände, und auf gleicher Stufe steht das sinnlose Umhängen von Bildern, von dem in der Selbstschilderung bei Mayer-Groß die Rede ist. Andere Betätigungen bestehen in einem zwanghaften Waschen, Nägelputzen usw., auch ein Schreibdrang wird oft beobachtet, bei dem triebhaft Seite auf Seite meist mit zusammenhanglosen Gedanken gefüllt wird (Hammond, Mantegazza l. c.). Ein Arzt hatte in einer Cocainvergiftung den lebhaften Drang zu operieren. Einer unserer Bekannten stellt „Sanierungspläne" auf, auf welche Art er seine Entziehung bewerkstelligen will. Ein anderer macht innerlich „Ordnung", notiert all seine Absichten, z. B. „mit X. sich versöhnen!" (s. Anhang). Wir kennen einen Cocainisten, der impulsiv rechnet, Bilanz macht oder seine Pulverpäckchen zählt. Wir werden all diese Erscheinungen noch zu analysieren haben. Bei weiterer Zunahme des Rausches kommt eine Eigentümlichkeit zur Beobachtung, die der Cocainist selber als „Suchkokolores" bezeichnet. In aufgeregter Weise fängt plötzlich ein Suchen nach irgend welchen Gegenständen an. Mit ängstlicher Erregung durchkramt der Kranke seine Brieftasche und durchsucht den ganzen Anzug, um irgendein Papier zu finden, das meist mehrfach in seine Hände kommt, bevor es als das gesuchte erkannt wird, oder er findet seinen Hut nicht, obwohl er dicht vor ihm hängt usw. Die exzessive Form des „Suchkokolores" besteht darin, daß die Cocainisten auf die Suche nach Päckchen mit Cocain oder Geld gehen. Man kann dann auf der Straße Gestalten sehen, die sich gierig nach jedem Fahrschein, jedem Stückchen Papier bücken, immer wieder in der Hoffnung, das Gewünschte aufzuheben. Es gibt Rauschzustände, welche nur in solch angstvollem Bewegungsdrang bei erhaltener Orientierung und Fehlen von Halluzinationen bestehen, ähnlich den abortiven Alkoholdelirien.

Aber auch abgesehen von dem Suchen besteht, wie schon erwähnt, in den Phasen des Rausches ein lebhafter Bewegungsdrang, der den Cocainisten nicht im geschlossenen Raum hält, der ihm selbst das Fahren in der Straßenbahn unerträglich macht, und so irrt er ziel- und planlos Stunden hindurch, ja Nächte hindurch auf den Straßen umher. Schließlich tritt die Erschöpfung an die Stelle der motorischen Erregung, die bislang eine völlige Aufhebung des Ermüdungsgefühls bewirkt hatte.

Ehe wir an die Beschreibung dieses Erschöpfungszustandes gehen, seien noch einige Punkte besprochen, die sich auf die höheren psychischen Funktionen und auf die Affektivität während des Cocainrausches und des Delirs beziehen. Was den Gedankenablauf betrifft, so ist jetzt an die Stelle der Beschleunigung der Assoziation eine sowohl in der Unterhaltung wie auch beim Assoziationsversuch erkennbare Verlangsamung des Gedankenflugs und eine Verarmung getreten, die z. B. auf die Reizworte abwechselnd „ja", „nein", „gut" usw. antworten läßt.

Erheblich beeinträchtigt wird die Merkfähigkeit, Aufgaben aus der bekannten Prüfungsmethode werden sehr unvollkommen erledigt, und schon nach Verschnupfen von 0,5 g Cocain vermochte ein mnestisch hervorragend Begabter, der nüchtern 10 ungewöhnliche Vornamen nach zweimaligem Vorlesen in richtiger Reihenfolge wiederholt hatte, nur 5 Namen wiederzugeben.

In gleicher Weise, wie die Fülle der Ideen und die Raschheit ihres Ablaufes gelitten hat, tritt die hemmende Komponente des Giftes auch in der Konzentrationsfähigkeit in Erscheinung. Kann der Euphorische durch den Überreichtum gedanklicher Anregungen in fast manischer Weise ideenflüchtig erscheinen, so zeigt sich der Berauschte in noch viel ausgesprochener Weise als unfähig, Gedankengänge durchzuführen, und es beruht hier die Schwäche nicht auf einer Erregungssteigerung, sondern auf einer Herabsetzung der Aufmerksamkeit zugleich mit einer verstärkten Ablenkbarkeit. So kommt es zu einem hypermetaphoretischen Verhalten, bei dem jeder geringe äußere Reiz genügt, die Leitidee fallen zu lassen. Die Folge davon sind Kurzschlußhandlungen, die durchaus ihrem Charakter nach denen bei Psychosen vergleichbar sind. Sehr gut konnten wir dies beobachten, als wir Cocainisten in diesem Stadium die Aufgabe stellten, einen Brief zu schreiben. Ihre Durchführung nahm enorm viel Zeit in Anspruch. Fiel der Blick auf irgendeinen unherliegenden Gegenstand, so wurde das Schreiben sofort unterbrochen und eine zwecklose, an das Objekt anknüpfende Handlung begangen. Andererseits besteht ein krampfhaftes Haften an der einmal gestellten Aufgabe. Wie der Cocainist keinen Schluß machen kann mit der Unterhaltung, so hat er auch bei anderen Beschäftigungen nicht die Energie aufzuhören. Einmal im Schreiben flehen sie geradezu um die Erlaubnis, dabei bleiben zu dürfen.

Die Erinnerungsfähigkeit der Cocainisten für die Vorfälle im Rausch und Delir wechselt. Zuweilen kann fast alles sehr genau und plastisch reproduziert werden und den objektiven Beobachtungen entsprechen (so unser Fall E.). Häufiger bestehen Lücken in der Erinnerung oder es bleiben nur zusammenhanglose Einzelheiten im Gedächtnis und schließlich gibt es seltene Fälle, bei denen man von einer Amnesie sprechen muß. Sie gleichen dem Erinnerungsverlust des pathologischen Rausches, während die Gedächtnisinseln nach dem gewöhnlichen Rausch doch spärlicher zu sein pflegen und ärmer an Einzelheiten als nach Cocainabusus. (Über Gedächtnisstörungen der chronischen Cocainisten s. S. 51.)

Selbst im deliranten Zustand können Einzelheiten genau festgehalten werden. So wußte z. B. L. E. die Nummer des bei einer Druckvision gesehenen Autos, war allerdings auch nüchtern ungewiß, was von seinen Erlebnissen real und was halluzinatorisch gewesen war.

Das Depressionsstadium. An jeden Cocainrausch schließt sich eine Phase körperlicher Erschlaffung, von den Cocainisten die „Reaktion" genannt. Ihr seelisches Kennzeichen ist vor allem eine Abulie und eine wache Müdigkeit. Das Absinken der psychischen Aktivität in einen Zustand absoluter Willenlosigkeit kann geradezu bis zum Stupor gehen. Sie fühlen sich „wie gelähmt", „wie lebendig begraben". Der Mangel an Antrieb hemmt jede Bewegung, es fällt dem Toxikomanen jetzt schwer, die ausbrennende Zigarette fortzuwerfen. Oft ist er nicht imstande, sein Lokal zu verlassen und sitzt stumpf in einer Ecke oder am Tisch. In Cocainlokalen haben wir diese „Eckenhocker" mehrfach gesehen. Erst nach längerer Zeit wird der paradoxe Zustand von Müdigkeit und Schlaflosigkeit durch einen terminalen Schlaf abgelöst. Sowohl bei einigen Cocainschnupfern, vor allem aber bei Spritzcocainisten bewirkt das Gift nicht selten eine absolute Insomnie. Sie zu bekämpfen, wird zu Schlafmitteln aller Art gegriffen. Die an Injektionen Gewöhnten versuchen die Cocainexzitation durch Beigabe von Morphin zu dämpfen, sind aber bald gezwungen, Veronal, Trional oder Chloralhydrat daneben zu gebrauchen. Veronal scheint gegen die

Schlaflosigkeit am wirksamsten zu sein. Morphin dämpft zwar die Erregung, vermag aber dem Cocainisten keinen Schlaf zu bringen.

Bisweilen drängen sich eigenartige körperliche Mißempfindungen auf, so bei C. H. Er mußte zum Spiegel greifen, weil er die Empfindung hatte, sein Kinn spränge vor, die Nase wulste sich, die Augenbrauen buckeln sich, und in den anschließenden Träumen sah er seine Extremitäten abgehackt oder die Beine verwechselt.

Die Stimmungslage, die vor Eintritt des Schlafes besteht, hängt von der Individualität ab, ist aber auch bei dem einzelnen nicht ganz einheitlich. Bei einigen ist sie affektiv überhaupt wenig betont, bei anderen entwickelt sich ein dem alkoholischen Katzenjammer ähnlicher Zustand mit moralischen Selbstvorwürfen, der sich in einen Ekel vor Cocain hineinsteigern läßt. Andere sahen wir in einer Verfassung, die ein Gemisch von Rührseligkeit und Angst war. Sie umarmten sich gegenseitig, schworen unter Tränen dem Cocain ab, benahmen sich höchst läppisch. Man kann in dem depressiven Stadium von einer Gedankenleere sprechen. Es kommt kaum zu assoziativen Zusammenhängen, und uns fiel besonders die Schwerbesinnlichkeit, die sich selbst auf die Wortfindung erstreckt, bei den Ernüchterten auf. In den meisten Fällen ist es den Cocainisten ja möglich, sein Bett aufzusuchen, und nach dem Schlaf fühlt er sich dann auch wieder wohl. Muß er etwa aus sozialen Gründen die reaktive Phase durchmachen, ohne die Möglichkeit zu haben, sich in sein eigenes Heim zu begeben, so werden die körperlichen und besonders die seelischen Erscheinungen ins Depressive verstärkt, und wir hörten dann häufig von Suizidideen und Suizidversuchen, besonders wenn der Cocainist keine Möglichkeit sieht, sich neues Gift zu verschaffen. Doch sind uns auch mehrere Fälle bekannt, in denen Cocainisten nicht reaktiv im momentanen taedium vitae Selbstmord verübten, sondern angewidert von ihrer Leidenschaft bewußt in den Tod gingen, indem sie tödliche Dosen nahmen.

Man beachte übrigens bei plötzlichen Todesfällen von Cocainisten immer die Möglichkeit, daß es sich um unfreiwillige Vergiftung handelt. — Abgesehen von Suiziden, die der Verzweiflung über die unglückliche Lage entspringen, kann der Selbstmord auch nur den Abschluß eines Willens zur Selbstzerstörung bedeuten, deren Ausdruck die Toxikomanie an sich war. In einem uns berichteten Fall bestand eine ausgeprägte Algolagnie. Der Betreffende strebte nach allem, was mit dem Tode zusammenhing. Er schmückte sich z. B. mit den Blumen, die eine Selbstmörderin bei ihrem Sturz aus dem Fenster trug, und er schlief in einem Sarg. Ein anderer Fall, Student, Typus des dégénéré supérieur, begann den Cocainmißbrauch, als er den Plan zum Selbstmord schon gefaßt hatte, und tötete sich mit dem Gift.

Die Cocainpsychose und der Morphiococainismus.

So unwahrscheinlich es ist, daß Cocain die Körperzellen biologisch verändert, in dem Sinne, daß eine Gewöhnung an das Gift eintritt (vgl. S. 67 ff.), so sicher ruft das Gift in dem seelischen Habitus tiefgreifende Veränderungen hervor, wenn es hinreichend lange zugeführt wird. Gerade in diesem Punkte nun macht sich ein Unterschied in den Applikationsarten bemerkbar. Die Cocaineuphorie, das Rauschstadium und die reaktive Phase unterscheiden sich bei Cocain-schnupfern und Cocainspritzern zwar in keiner Hinsicht prinzipiell, und man kann nur von quantitativen Differenzen bezüglich der Intensität der Symptome sprechen. Das gleiche gilt, was die Dauerwirkungen des Giftes auf Cocainisten betrifft, von den gleich zu erörternden Charakterveränderungen. Auch hier sieht man, gleichgültig, ob durch die Prise oder durch die Injektion verur-sacht, dieselben Erscheinungen. Sie sind im ersten Fall nur weniger aus-gesprochen, aber auch dies nur dann, wenn die Menge des geschnupften Pulvers nicht übermäßig ist.

Anders jedoch ist die Einwirkung des Cocains auf die Gesamtpersönlichkeit, je nachdem der chronische Cocainist Spritzer oder Schnupfer ist. Ein durch lichte Intervalle nicht unterbrochener Zustand der geistigen Verwirrtheit, ein Zerfall der Persönlichkeit, eine bis zur Auflösung gehende körperliche und seelische Zerrüttung haben wir selbst bei schweren Cocainschnupfern nicht be-obachtet. Die Zahl, die von ihnen überhaupt in Anstaltsbehandlung gerät, ist nach unseren Erhebungen gering. Und wenn im folgenden von einer Cocain-psychose die Rede ist, die über die akute Giftwirkung hinaus die psychische Persönlichkeit krankhaft verändert, so wird es sich, von ganz seltenen Ausnahmen abgesehen, um Toxikomane handeln, die sich das Gift injizieren. In dem ge-schichtlichen Teil unserer Abhandlung haben wir darauf hingewiesen, daß der Ausgangspunkt für die Entstehung dieser Art von Cocainismus jene trügerische Hoffnung war, eine andere Toxikomanie, die Morphiumsucht, durch Cocain heilen zu können. Ein Kunstfehler, der auch heute noch nicht von allen Ärzten vermieden wird, und in den Kreisen der Morphinisten ist noch heute die Kenntnis von der angeblichen Gegenwirkung des Cocains nicht verloren gegangen. Es ist das große Verdienst Erlenmeyers, auf die Gefahren der Substitution des Cocains für Morphium hingewiesen, das Bild des Cocainismus frühzeitig erkannt und als fast regelmäßige Folge dieser Entziehungsmethode das Entstehen einer neuen kombinierten Giftsucht, des Morphiococainismus, klar und erschöpfend geschildert zu haben. In der Tat gehen die Fälle von Cocainismus aus früherer Zeit nicht nur ätiologisch vom Morphium aus, sondern sie bleiben mit dem Morphinismus vergesellschaftet, und in der kurz vor dem Krieg erschienenen Auflage des Kraepelinschen Lehrbuches wird von dem Verfasser noch die große Seltenheit von reiner Cocainsucht hervorgehoben.

Wenn einem Morphinisten in den schweren Tagen der Entziehungskur Cocain gereicht wird, so spürt er schnell ein Verschwinden der entsetzlich quälen-den Abstinenzsymptome. Er fühlt sich körperlich gekräftigt und geistig er-frischt, aber die Wirkung ist flüchtig, er drängt nach neuen Dosen, die ihm bald nicht genügen und daher schnell gesteigert werden. Ein Zustand, der zunächst ganz verkannt wurde. Sehr charakteristisch heißt es in einem der ersten Be-richte: Die Sucht der Patienten war so gering, daß sie keine kombinierten Ein-spritzungen, sondern reines Cocain haben wollten (Jäkel). Es dauert nicht lange, so ist aus dem Morphinisten ein Cocainist geworden. Außerhalb der An-stalt pflegt er dann, um die kalmierende Wirkung des alten Giftes statt des neuen Exzitans wieder zu genießen, schnell zum Morphium zurückzukehren, um aber bald die Erfahrung machen zu müssen, daß er nun auch das neue Gift nicht entbehren kann. Entweder wird nun Morphium und Cocain abwechselnd injiziert oder in Mischspritzen, deren Wirkung übrigens uns als höchster

Genuß bezeichnet wurde, und ein ärztlicher Beobachter (s. bei Mayer-Groß) vergleicht die durch sie hervorgerufene Euphorie geradezu mit dem sexuellen Orgasmus.

Daß die verheerenden Folgen, die sich bald einstellen, vor allem dem Cocain zur Last fallen, beweist gut ein von Saury berichteter Fall: Ein Offizier nahm erst Opium, dann Morphium. Bald nach Ersatz des Morphiums durch Cocain traten psychotische Erscheinungen auf. Sie verschwanden nach dem Aussetzen des Giftes. Er wurde rückfällig und delirierte von neuem. Wieder wurde das Cocain entzogen, doch ließ man ihm das Morphium, das er anstandslos vertrug. Wenn also bei Morphinisten von deliranten Zuständen berichtet wird, so muß bei der großen Seltenheit der sogenannten Abstinenzdelirien immer der Verdacht auf Cocainmißbrauch entstehen, und es ist erstaunlich, daß die Fälle von Smidt und Rank heute noch von Schröder als Morphiumdelirien zitiert werden, obwohl schon Erlenmeyer sie als typische Beispiele der akuten Cocainvergiftung bei Morphinisten entlarvt hat.

Da, wie schon eingangs erwähnt, die akuten Giftwirkungen bei Morphiococainisten unserer vorhergehenden Schilderung entsprechen, können wir uns auf die Beschreibung der chronischen Veränderungen beschränken.

Körperlich tritt ein bei Schnupfern auch nicht annähernd in solchem Maß zu beobachtender Verfall der Körperkräfte ein, verursacht durch den Mangel an Nahrungsbedürfnis, und wenn die Nahrungsaufnahme unter Selbstüberwindung erzwungen wird, führen die stets vorhandene Insomnie und wahrscheinlich eine direkte Einwirkung des Giftes auf den Körper den rapiden Schwund der Kräfte herbei. Auch der psychische Verfall der Morphiococainisten geht sehr schnell vor sich. Daß — wie Friedländer erwähnt — ein Arzt 8—12 g p. d. Cocain 15 Jahre bis zum Ausbruch der Psychose vertrug, ist eine seltene Ausnahme. Erlenmeyer hebt hervor, wie Morphinisten jahrelang trotz ihrer Leidenschaft in der Lage waren, einen verantwortungsvollen Beruf voll auszuüben, als Cocainisten aber innerhalb weniger Monate ihre Lebenstüchtigkeit einbüßten. Es ist dies zum Teil die Folge der psychotischen Veränderungen. Was wir im Rausch an akuten, aber schnell abklingenden Verfolgungsideen haben auftreten sehen, wird bei den Spritzcocainisten festgehalten und weitgehend systematisiert. Hier sei, um die Fülle der Einzelheiten zu übergehen, als Beispiel die Krankengeschichte einer Offiziersfrau kurz aus Erlenmeyers Monographie referiert.

Im Anschluß an eine Unterleibsentzündung gewöhnte sich Frau P. an Morphium. Bei einer Entziehungskur nach Wallé lernte sie Cocain kennen, spritzte bald nach der Entlassung selbst und kam schnell bis zu 4 g C. pro Tag. In der Anstalt war sie in ein nahes Verhältnis zu dem Assistenzarzt X. gekommen, mit dem sie eifrig korrespondierte. Nach wenigen Wochen Gleichgültigkeit gegen die Umgebung, Vernachlässigung des Haushalts. Halluziniert nachts Trommelwirbel und Trompeten. Während der Gatte im Manöver ist, hochgradige Erregung, glaubt an ein Duell mit Dr. X. Schreibt an den Apotheker, der ihr Cocain liefert, einen Brief, worin sie von einem Komplott gegen ihre Person spricht, will wissen, was in den Arzneien enthalten ist. Richtet Drohtelegramme an ihren Mann, legt Trauerkleidung an, weil ihr Gatte einen Arzt im Duell erschossen habe. Bei der Rückkehr findet ihr Mann die Tür verschlossen. Die Frau ist verwahrlost, voll Wahn- und Verfolgungsideen. So glaubt sie bei den Injektionen Buchstaben auf dem Arm zu sehen, weil die Apotheker Gift gäben; schreibt Telegramme, aus 75 Worten bestehend, mit Anklagen gegen den Mann, die Mägde, den Hausarzt; erzählt, Dr. X. werde in einer Fabrik gegenüber ihrer Wohnung zurückgehalten. Gibt abends mit erleuchteten Lampen Zeichen und Signale dorthin. Schriftstücke liest sie auf der verkehrten Seite, selbst aus unbeschriebenen Papierstücken liest sie Inhalte, ihre Verfolgungsideen betreffend, verweigert die Annahme von Speisen. Man holt Dr. X., der das Cocain wegnimmt. Trotzdem weiter Wahnideen und Halluzinationen. Auf der Reise zur Entziehungsanstalt Verkennungen von Personen, akustische Halluzinationen voller Angst wegen des Duells zwischen ihrem Mann und Dr. X. Erlenmeyer findet hochgradige Abmagerung, 98 Pfund gegen 120 Pfund vor 3 Monaten, beständiges Zucken von Kopf und Schultern, Hin- und Herfahren mit den Armen, betont ihren Mangel an Schicklichkeitsgefühl. Bei der Entlassung nach 4 Wochen besteht psychische Erregung, keine Einsicht, Dissimulationen. Ihr weiteres Schicksal ist nicht bekannt.

Neben den Verfolgungsideen, wie sie vorstehender Fall demonstriert, finden sich häufig Eifersuchtsideen oder besser ein Eifersuchtswahn, ähnlich absurd, wie ihn der chronische Alkoholismus produziert. So bezeichnet ein cocainsüchtiger Arzt in Kraepelins Beobachtung seine Frau direkt als nymphomanisch, sie verkehre mit jedem Droschkenkutscher, jedem Dienstmann. Zettel, die beim Eintritt des Gatten ins Zimmer versteckt werden, seien die Beweise ehelicher Untreue. Die Zeitungen seien voller Anspielungen, man korrespondiere mit der Frau, Leute verstecken sich im Hause, um eine Gelegenheit zum Ehebruch abzupassen usw. Übrigens sind Eifersuchtsideen auch bei starken Cocainschnupfern häufig entwickelt, es sei z. B. auf die Krankengeschichte unseres Falles R. K., eines homosexuellen Cocainisten, hingewiesen. Vereinzelt kommt es bei chronischen Cocainisten auch zu Größenideen, sie glauben sich reich, stehen mit Ministern in Verbindung usw., doch sind diese Fälle selten. Gewöhnlich bleibt es bei Prahlereien.

Der intellektuelle Verfall der Spritzcocainisten führt bald zu einer völligen Interesselosigkeit und Stumpfheit. Die Fähigkeit zur Konzentration, in Wort und Schrift, geht völlig verloren, bei der Mitteilung nichtiger Angelegenheiten verlieren sich die Kranken in tausend Einzelheiten; zu der Benachrichtigung, daß seine Ankunft im Sanatorium sich verzögert, verbraucht ein Patient Erlenmeyers 13 Briefseiten. Auch das Gedächtnis läßt erheblich nach, ja nach Bleuler kommt es sogar zu korsakoffähnlichen Formen des Cocainwahnsinns. Doch kann die Gedächtnisstörung auch fehlen. Allmähliche Entwicklung von schweren Demenzen sah Gordon.

Das Bild des Morphiococainisten wäre unvollständig ohne die Erwähnung der hochgradigen moralischen Depravation, die aber, wie wir oben schon betonten, auch bei chronischen Cocainschnupfern unausbleiblich ist. Das Wort: ,,Der Morphinist kennt keine Scham", gilt in erhöhtem Maße für den Cocainisten, und mit Recht stellt gerade im Hinblick auf die charakterologischen Veränderungen Erlenmeyer die verheerenden Wirkungen dieses Giftes neben die des Schnapses. Schon die triebhafte Gier nach dem Gift führt den Cocainisten zu Gewaltakten, und bei seiner ethischen Hemmungslosigkeit kommt es zu rücksichtslosen Überfällen auf Apotheker, Rezeptfälschungen und anderen Betrügereien. Aber diese Vorgehen sind noch die harmlosesten. Schonungslos werden nicht nur alle Interessen materieller und ideeller Art ohne Rücksicht auf die nächsten Angehörigen der Leidenschaft geopfert, auch diese selbst werden häufig mit in den Abgrund gerissen. So führt eine Mutter ihre Tochter der Prostitution zu, um aus dem Erlös sich Cocain zu kaufen, und vertritt vor den Geschworenen ihr Recht auf ihre Handlung. Die Tendenz der Cocainisten, Proselyten zu machen, treibt eine andere Mutter dazu, ihren 14jährigen Knaben zu Cocaininjektionen zu verleiten (Haupt). Das Kind kam schnell bis zu 60 Injektionen am Tage, 3 g in 24 Stunden, und verfiel in körperlichen und geistigen Marasmus mit Halluzinationen, Delirien, Angst- und Erregungszuständen und krampfartigen Paroxysmen. Natürlich verlieren auch Jugendliche rasch durch das Cocain jeden Halt. Halbwüchsige Burschen und Mädchen, durch irgendwelche Zufälle verführt, verlassen ihr Elternhaus, um bald zu verkommen. Denn infolge der Cocainsucht schwindet auch die Lust zu geregelter Tätigkeit. Die Tendenz zu einem arbeitslosen Leben, das von der Bohême bis zum Verbrecherdasein alle Schattierungen aufweist, ist fast stets vorhanden. Je nach der sozialen Stellung wird das Kaffeehaus oder die Kaschemme jetzt Aufenthaltsort, psychopathische Literaten, mittelmäßige Künstler, Artisten, Schieber, Landsknechte, Zuhälter und Prostituierte bilden den Umgang, und diesen „Berufen" in irgendeiner Form nachzugehen, wird einziges Ziel. Wie die Bindungen an Angehörige und Freunde sich lösen, so werden auch jegliche Pflichten sozialer Art in den Hintergrund gedrängt. Ein Arzt (Patient Hammonds) spritzt z. B. allen seinen Patienten Cocain ein, selbst Gebärenden oder Luetischen.

Die Einbuße, die der Cocainist an seiner moralischen Widerstandskraft erleidet, macht sich bei den Entziehungskuren geltend. Ebenso häufig wie bei Morphiumsüchtigen, kommt es zu Hintergehungsversuchen der Ärzte. Viele brechen die Behandlung einfach ab, bei den meisten pflegen Rückfälle trotz gelungener Kur nach kurzer Zeit nicht auszubleiben. Dies gilt für alle Cocainisten, vorausgesetzt, daß eine Angewöhnung in größerem Umfange stattgefunden hat. Unter den Cocainschnupfern gibt es ja Typen, die nur gelegentlich zu dem Gift greifen oder mit verhältnismäßig geringen Mengen auskommen; dann haben wir freiwilligen Entzug auf Monate hindurch wiederholt beobachtet. Doch pflegt mitunter gerade der Cocainschnupfer über den Grad, in dem er seiner Leidenschaft verfallen ist, sich Täuschungen hinzugeben. Es liegt etwas Wahres in dem Wort eines Cocainisten, daß, solange das Gehirn die Erinnerung an den Genuß bewahrt, auf das Gift verzichten zu lernen, wenig Aussicht auf Erfolg hat.

Es spielt also der Drang nach den positiven, durch Cocain erzeugten Lustgefühlen eine größere Rolle bei dem Mißlingen der Entziehung als die eigentlichen Abstinenzerscheinungen. Der Zustand gleicht zunächst dem in der depressiven Phase geschilderten. Die Kranken verfallen in völlige Apathie, aus der sie sich nur aufraffen, um dringend und anhaltend nach Cocain zu schreien. Sie nehmen nicht, wenn der Entzug langsam vor sich gegangen ist, die Nachricht von der letzten Cocaindose mit dem freudigen Hoffen des entwöhnten Morphinisten auf, sondern verharren in ihrer Lethargie (Erlenmeyer). Als erster hat Obersteiner darauf hingewiesen, daß in der Abstinenzperiode nicht nur Wahnideen festgehalten werden, sondern auch zum ersten Mal auftreten können. Bestanden psychotische Erscheinungen schon vorher, so klingen die Halluzinationen meist bald ab, während die paranoiden Symptome noch lange persistieren. Eine völlige Einsicht in diesen Krankheitszustand tritt bei Cocainspritzern nur in seltenen Fällen ein. Unter Schnupfern haben wir die klare Erkenntnis von der toxischen Bedingtheit ihres Leidens meist gefunden.

Die forensische Bedeutung des Cocainismus.

Die forensische Erfahrung hat bisher nichts ergeben, was für die Vergehen von Cocainisten als charakteristisch zu bezeichnen wäre, eine Erfahrung, die auch Leppmann bestätigt, der mehrere straffällige Cocainisten zu begutachten hatte.

In strafrechtlicher Beziehung kann der Cocainist mit dem Gesetz vor allem wegen Betruges (Rezeptfälschungen) in Konflikt kommen. Das Urteil des Psychiaters über seine Verantwortlichkeit kann nicht summarisch festgelegt werden. Sind die Handlungen im abstinenten Stadium begangen, so wird das Gutachten die Verantwortlichkeit ausschließen, wenn es sich um schwere Cocainisten handelt, besonders um Spritzer. Überall da, wo der Cocainhandel in Blüte steht, werden diese Vergehen häufiger in gewinnbringender Absicht bei klarem Bewußtsein ausgeführt, und der Sachverständige hat alle Veranlassung, genau zu prüfen, ob der vermeintliche Cocainist nicht nur ein Cocainhändler ist, der als Trick seine Sucht vorschützt. So versuchte sich noch vor Ausführung einer größeren Schiebung ein Händler von uns ein Attest über seine verminderte Zurechnungsfähigkeit zu verschaffen. Allerdings sind die meisten Cocainhändler auch Cocainisten, und so kann mitunter die Entscheidung, ob reine Gewinnsucht oder triebhafter Drang Veranlassung des Vergehens waren, recht schwierig sein, und das Urteil wird in solchen Fällen davon abhängen, inwieweit die Symptome des Cocainismus sich nachweisen lassen bzw. als bestanden habend erschlossen werden.

Für Handlungen, die im Rausch und Delirzustand begangen wurden, wie Gewalttaten von harmloser Körperverletzung bis zum Hausfriedensbruch, Mord usw., muß die Zurechnungsfähigkeit wohl in den meisten Fällen in Zweifel gezogen werden. Selbst wenn der Betreffende Bewußtsein während seiner Tat zugibt und volle Erinnerungsfähigkeit hat, dürften ein halluzinatorisches Erlebnis, wahnhafte Beziehungsideen oder andere Wahnvorstellungen als Motiv der Handlung meist nachweisbar sein, auch wenn zur Zeit der psychiatrischen Untersuchung die Symptome des Cocainismus nicht mehr vorhanden sind. Es ist eben die Amnesie ebenso wie die Bewußtseinstrübung im Cocainrausch viel seltener, auch geringer als bei den pathologischen Alkoholvergiftungen. Für die Frage, ob ein Rausch bestanden hat, ist nicht die Höhe der Giftzufuhr, sondern das psychische Verhalten entscheidend. Der Rausch selbst kann als Fahrlässigkeitsdelikt beurteilt werden, besonders bei solchen, welche die Giftwirkung kennen (Schultze, l. c.). Auch die Beeinflußbarkeit des Cocainisten, besonders bei Verfehlungen gegen den § 175, muß in Betracht gezogen werden und zu seiner Freisprechung führen, wenn sie glaubhaft nachgewiesen wird; ebenso wird darauf zu achten sein, ob die Straftat dem Charakter und der Lebensführung des Täters entspricht oder ihm wesensfremd ist (Oppe). Kommen Vergehen zur Aburteilung, die weniger unter der akuten Giftwirkung entstanden sind, als vielmehr ein Ausdruck der moralischen Enthemmung des chronischen Cocainisten sind, so wird die Zurechnungsfähigkeit doch als vermindert bezeichnet werden müssen. Wichtig ist unter Umständen Entmündigung, damit Fälle vermieden werden, wie Ilberg einen berichtet, daß ein Arzt im Cocainrausch seine Frau tötet und nach Abklingen der akuten Erscheinungen weiter praktiziert und vielen Kranken Cocain verschreibt.

In ähnlicher Weise hat die zivilrechtliche Beurteilung des Cocainisten zu erfolgen. Handlungen im Cocainrausch, Geschenke, Verkäufe, Verlöbnisse müssen als nichtig angesehen werden gemäß § 105, II. BGB. Dem chronischen Cocainisten muß die Geschäftsfähigkeit abgesprochen werden. Ihn zu entmündigen, wird sich dann empfehlen, wenn besonders nach erfolglosen Entziehungsversuchen die Bedingungen des § 6, I und II BGB. gegeben sind. Über die Entmündigung als therapeutische Maßnahme vgl. S. 80. Ob die Entmündigung wegen Geisteskrankheit oder Geistesschwäche vorzunehmen ist, wird von dem Einzelfall abhängen. Ihre Aufhebung sollte nicht vor einjähriger sichergestellter Abstinenz erfolgen. Die Verheimlichung bestehender Cocainsucht kann zur Anfechtung einer Ehe (§ 1333) und ihr jahrelanges Bestehen zur Einreichung der Scheidungsklage nach § 1569 BGB. führen.

Daß auch die Differentialdiagnose zwischen echter Cocainpsychose und Cocainismus bei endogener Geisteskrankheit von Bedeutung sein kann, zeigt der interessante Fall Heilbronners, bei dem die Frage zu entscheiden war, inwieweit der das Cocain abgebende Apotheker haftbar gemacht werden könnte für die Schädigung, die ein jahrelanges Schnupfen angeblich verursacht hatte. Dort handelte es sich um eine Kranke, die schon vor dem Cocainabusus psychotische Züge hatte.

Zur Psychopathologie der Cocainwirkung.

Der Cocainismus war früher eine Seltenheit. Man begnügte sich mit der klinischen Beschreibung der akuten und chronischen Cocainwirkung, mit der Klassifizierung des Cocainwahnsinns als zwischen dem Delirium tremens und dem Alkoholwahnsinn stehend (Kraepelin). Seit der ätiologischen Ablösung vom Morphinismus hat er infolge der veränderten Applikation des Giftes eine Abwandlung erfahren, die in psychopathologischer Hinsicht nicht unwesentliche Erscheinungen näher zu erfassen gestattet. Allerdings mit anderen Mitteln als früher. Konnte man sich damals mit der Beobachtung der den Irrenhäusern überwiesenen Cocainpsychosen begnügen, so sind diese bei Cocainschnupfern viel zu selten und zu rasch abklingend, der Anstaltsaufenthalt also zu kurz. Will man wirklich einen Einblick in die Fülle der Erscheinungen gewinnen, will man vor allem die Stufen der Giftwirkung genauer erfassen, so müssen an den Stätten seines Genusses Beobachtungen angestellt werden, und die in feinste Einzelheiten gehende Befragung der Cocainisten muß ergänzt werden durch die genaue Erfassung seines Milieus, in dem all die Hemmungen wegfallen, die gerade bei Toxikomanen die Detention hervorzurufen pflegt.

Hier könnte der Einwurf gemacht werden, ob nicht das exakte psychologische Experiment uns einen reineren und sichereren Einblick verschafft. Wir unterschätzen den Wert experimenteller Beobachtungen — auch abgesehen von ihrer Bedeutung für die Feststellung der physiologischen Giftwirkung — keineswegs. Wir haben uns nicht nur ihrer bedient bei Versuchen mit kleinen Dosen an Kranken und Gesunden, wie an uns selbst, wir hatten — soweit uns bekannt — als erste auch Gelegenheit, bei Cocainisten die psychische Wirkung großer, genau bestimmter Mengen experimentell zu verfolgen. Aber es sei schon jetzt kritisch bemerkt, daß fast stets bei Experimenten das unvermeidbare Gerichtetsein der Versuchspersonen auf den Versuch die nach innen gerichtete Aufmerksamkeit wie die, welche den körperlichen Begleiterscheinungen und ihrer Registrierung geschenkt wird, einen seelischen Effekt hervorruft, der die Reinheit der Wirkung mehr oder weniger beeinträchtigt; trotzdem bilden diese Experimente eine wichtige Unterlage für unsere psychopathologische Kritik,

die nunmehr gestützt auf unser gesamtes Material an dem Spezialfall der Cocainwirkung einen Beitrag für das Verständnis einiger allgemeiner psychopathologischer Erscheinungen zu geben hofft. Wir werden diesen Erscheinungen
nachgehen gemäß den verschiedenen Stadien der Vergiftung.

Das euphorische Stadium. Seine Verbreitung verdankt der Cocainismus
der euphorisierenden Fähigkeit des Cocains. Vielleicht gehört das Bedürfnis
nach einem Zustand der Berauschtheit zu jenen letzten, logisch nicht erfaß-
baren, ursächlich nicht erklärbaren, wenn auch spezifisch menschlichen In-
stinkten, die in einer Reihe mit den Grundtrieben nach Nahrung und Geschlechts-
betätigung stehen. Jedenfalls weiß die vergleichende Soziologie der Völker
von allerorts bis zu den primitivsten Horden von Mitteln zu berichten, deren
Zweck die künstliche, man kann sagen die chemische Stimulierung des Gehirns,
die Aufpeitschung der Lebensgeister zu einem außergewöhnlichen ekstatischen
Zustand ist, ein Zustand, wie ihn Mantegazza durch den Genuß der Cocablätter erlebt und ihn dichterisch beschrieben hat: ,,Von 2 Cocablättern als Flügel
getragen, flog ich durch 77 348 Welten, die eine prachtvoller als die andere:
Gott ist ungerecht, daß er es so eingerichtet hat, daß der Mensch leben kann
ohne Coca zu nehmen. Ich ziehe ein Leben von 10 Jahren mit Coca einem Leben
von 100 000 Jahrhunderten ohne Coca vor". Vermag auch das isolierte Alkaloid
ein solches ,,Aussichheraustreten" zu bewirken, bedeutet auch heute noch
die Cocaineuphorie eine Steigerung des Individuums über das Durchschnittsniveau seines Ich-Bewußtseins, das passive Erleben einer größeren Fülle oder
das Erlebnis einer stärker gespannten Aktivität? Oder besteht die Cocaineuphorie nur in einem Wegfall von Hemmungen, in einem Auslöschen von
Momenten der Einengung, bedingt durch deprimierende Einflüsse des Alltags?
Vielleicht klärt sich diese Frage, wenn wir die Cocainwirkung vergleichen mit
anderen Giften, denen ein euphorisierender Effekt zukommt, denn die Entscheidung über das Wesen der Cocaineuphorie ist nicht einfach, und selbst
hochstehende und zu analytischer Betrachtung neigende Cocainisten werden
in Verlegenheit gesetzt bei der Beantwortung der einfachen Frage: Was für
einen Gewinn verschafft euch das Cocain? Ihre Antworten geben gerade dann
am besten Aufklärung, wenn ihnen ein Vergleich mit anderen Giftwirkungen
möglich ist, z. B. von Alkohol und Morphium. Das erstgenannte Gift ist für
uns besonders wichtig, nicht nur wegen der weitgehenden Ähnlichkeiten gerade
der höheren Vergiftungsgrade, sondern weil besonders die Cocainschnupfer oft
neben ihren Prisen noch reichlich Alkohol genießen. Schon rein soziologisch
betrachtet, besteht eine wichtige Analogie. Während der Morphinist jeglicher
Gesellschaft entflieht, bedarf der Trinker wie der Cocainist des mitfühlenden
Milieus. Unter den Alkoholikern ist, wenn auch selten, der Typus des Einsamen,
Zurückgezogenen zu finden, der sich still zu seiner Flasche setzt, dagegen kann
man von dem Cocainisten (nicht von dem Morphiococainisten!) geradezu sagen,
daß er ohne anregende Umgebung, ohne seinen ,,Kreis", der sehr klein sein kann,
nicht genußfähig ist, daß — negativ formuliert — das Aufgeben des gewohnten
Umganges Voraussetzung zur Abstinenz ist. Der Cocainist selbst pflegt die
Eigenart seines Giftes gegenüber dem Alkohol stark hervorzuheben. Er will
es als ein Reservat der Feiner-Empfindenden, Sensitiveren betrachtet haben.
Mit kühnem Schluß von seiner besonderen Verbreitung unter den Invertierten
und seinem manchmal kontemplativen Effekt stellt der Chemiker S. die These

auf, es sei das Gift der platonisch gerichteten Menschen, und auch den einfachen
Leuten gilt es als das vornehmere, beseeltere. Ist diese Stellungnahme zwar
weniger inhaltlich richtig als für den Cocainisten charakteristisch, so wird doch
zuzugeben sein, daß in dem Verhalten durch Alkohol Angeregter häufig mehr
Grobheit und Plumpheit und weniger Differenzierung zu spüren ist. Allerdings
muß bestritten werden, was Freud von der Cocaineuphorie behauptet: „Es
fehlt gänzlich das Alterationsgefühl, das die Aufheiterung durch Alkohol begleitet, es fehlt auch der für die Alkoholwirkung charakteristische Drang zur
sofortigen Betätigung, man ist eben einfach normal, und man hat bald Mühe
sich zu glauben, daß man unter irgendwelcher Einwirkung steht!“ So verschieden sind doch nach unseren Erfahrungen die beiden Rauschgifte nicht in
ihrer Wirkung. Vielmehr entspricht die Beschleunigung des Gedankenablaufes,
die psychomotorische Erregung, die Freudigkeit der Stimmungslage durchaus
der Alkoholwirkung. Jedoch hat Freud recht, die Bedeutung eines Momentes
zu betonen, in dem das Cocain dem Alkohol zweifellos überlegen ist, in dem Wegfall deprimierender Allgemeingefühle. Die Aufhebung von Hunger, Durst,
von Müdigkeit, überhaupt die Aufhebung des Gefühls der Körperlichkeit neben
Erhöhung des Kraftgefühls ist sicher geeignet, den Boden für eine Euphorie
gut vorzubereiten, aber ihre Entstehung wird durch diese negativen Momente
allein nicht hinreichend erklärt, sondern hierzu bedarf es der positiv erregenden,
von Freud unterschätzten Faktoren.

Die hypermetaphoretische Art vieler Cocainisten im euphorischen Stadium,
ihre Ablenkbarkeit, ihre Weitschweifigkeit und Unkonzentriertheit kann durchaus an manische Zustände erinnern, und wie dort findet sich in der Unterhaltung
ein Mangel an Zielvorstellungen, aber es gelingt doch immer die Fixation unter
der persönlichen Einwirkung, während, sich selbst überlassen, die Schwäche der
determinierenden Tendenzen sich besonders bei den schriftlichen Produktionen
der Cocainisten in hemmungsloser Weitschweifigkeit verrät.

Durch Kombination der Gifte wird die Cocainkomponente meist noch wirksamer, und es wächst der Anreiz, mehr zu nehmen. Aber das Bewußtsein wird
schneller getrübt als durch Cocain allein, jedoch kommt es nicht zu Betrunkenheit, sondern zur Verschwommenheit, wie sich einer unserer Bekannten aus-
drückte. Der durch jedes der Gifte mögliche Hemmungsfortfall ist weniger
ausgeprägt, und die Gehobenheit, die Selbstsicherheit, die Cocain allein hervorruft, macht hier bei einigen einem Zustand des Zweifelns und einer Tendenz
zur weltschmerzlichen Betrachtung Platz.

Auch gegenüber der Morphiumeuphorie wird von den Cocainisten die Erhöhung des körperlichen und seelischen Kraftgefühls durch Cocain als intensiver
betont. „Unter Cocain fühle ich mich als König“, sagt R., „ich schmiede Pläne
von größter Kühnheit, aus der Müdigkeit kann ich gerissen werden, mich stundenlang körperlich betätigen.“ Das alles fehlt ihm beim Morphium; und tritt an
Stelle seiner kalmierenden Wirkung auch im Laufe der Gewöhnung eine Exzitation, so ist diese doch bedeutend geringer an Intensität als die Cocainerregung
und erstreckt sich auch viel weniger auf das Physische. Zutreffend stellen
Dupré u. Logre das Ideal des Morphinisten als bonheur au repos als passiv-
buddistisch dem glückhaften Empfinden der Aktivität beim Cocainrausch
gegenüber, dem Nitzesche-Ideal des Willens zur Macht.

Dürfen wir das bisher Gesagte zusammenfassen, so scheint uns das Wesen der Cocaineuphorie in zwei Momenten zu liegen, die sich innig miteinander verflechten, dem Wegfall störender Allgemeingefühle und der motorischen und psychischen Erregung, deren steigernde Bedingungen in der Beschleunigung des Gedankenablaufes, der schnellen motorischen Umsetzung und dem Fortfall von Hemmungen, besonders affektiven bestehen. Es ist der hieraus resultierende Zustand nichts Außergewöhnliches, dem Individuum absolut Neues. Er kann in den besten Stunden des gewöhnlichen Daseins spontan auftreten. Aber er enthält doch genug Positives, um den meisten als eine Steigerung über ihr Durchschnittsniveau zu erscheinen, und darüber wird die Gefahr des Giftes ebenso sorglos wie beim Alkoholabusus übersehen.

Und wenn sie das Wesen des Cocaingenusses nicht in Worte fassen, klar formulieren können, so dürfte gerade das Fehlen des Fremdartigkeitsgefühls in dem Erlebten hieran schuld sein, der sich ja bei dem Genuß anderer Gifte dem Beobachter aufdrängt. Opium, Haschisch, Anhalonium schaffen eine Traumwelt, eine Fülle unerhörter farbenbunter Bilder. Zum Alkohol verleitet zunächst nicht die geistige Anregung, sondern der Reiz, den das Getränk dem Geschmackssinn bietet. Cocain bereitet weder einen Sinnengenuß, noch regt es die Phantasie in sonst nicht erlebbarer Weise an. Ja, gar nicht selten berichtet der gute Selbstbeobachter, daß die Prise gar keine neue Stimmung hervorruft, sondern die Ausgangsstimmung nur vertieft, daß es nicht etwa wie Alkohol ein zuverlässiger „Sorgenbrecher" ist, und so sind Cocainisten dazu gekommen, den Gebrauch zu vermeiden, wenn sie besonders bedrückt sind. Cocain bringt die vorhandene Stimmung erst richtig heraus [1]). Man kann also von dem Erhaltenbleiben der Eigensteuerung des Individuums sprechen, und das läßt begreiflich erscheinen, wenn Freud schreibt: „Man ist einfach normal", und läßt verstehen, wie schwer erfaßbar gerade der Selbstbeobachtung das Wesentliche der Euphorie ist und wie nur der allgemeine Drang nach einem Rauschmittel umschrieben wird mit Sätzen: Man will sein Elend vergessen usw. (So beginnt einer unserer Fälle mit Cocain in der Zeit, als ihm Alkohol zur Betäubung seines Liebeskummers nicht genügte.)

Es fragt sich, ob man aus dem Wesen der Cocaineuphorie Folgerungen ziehen kann bezüglich der psychischen Konstitution, die für sie empfänglich ist, ob es — mit anderen Worten — eine psychische konstitutionelle Disposition für den Cocainismus gibt.

Wir haben schon darauf hingewiesen, daß wir unter den Cocainisten fast regelmäßig Individuen gefunden haben, die psychopathische Züge tragen. Doch dürfte diese Erfahrung nur der auch bei anderen Toxikomanien gemachten entsprechen.

Da nun die Cocaineuphorie vor allem ein gesteigertes Aktivitätsbewußtsein vermittelt, so wird sie von Menschen gesucht werden, bei denen ein Mißverhältnis zwischen Tätigkeitsdrang und Tatkraft besteht.

Diese Diskrepanz ist auch wirklich bei vielen unserer Fälle nachweisbar. Es handelt sich häufig um Menschen mit guter Begabung, aber geringer Gestaltungskraft. In ihnen entsteht ein starkes Insuffizienzgefühl durch das Bewußtsein, nicht gehalten zu haben, was von ihnen erwartet wurde. Und es erscheint

---

[1]) Ähnliches wird vom Haschisch berichtet (Bibra), das ja überhaupt in seiner Wirkungsweise dem Cocain nahesteht.

uns fraglos, daß die Cocaineuphorie das Gefühl für diese Diskrepanz auszugleichen
imstande ist und daß dieser Ausgleich gesucht wird. Im einzelnen die Ent-
stehungsbedingungen dieses Insuffizienzgefühles zu verfolgen und am Einzel-
schicksal der Verknüpfung von konstitutionellem Defekt und Flucht in den
Rausch nachzugehen, ist Sache der genetisch arbeitenden Psychologie. Hier
genügt es uns, auf die Richtung, in der diese Arbeit liegen müßte, hingewiesen
zu haben.

Wahrscheinlich sind die psychologischen Bedingungen für die Entstehung
anderer Suchten ähnlich. Auch die Morphiumsucht entspringt einer Unzu-
friedenheit mit der Wirklichkeit, auch sie ist Flucht. Aber die Sehnsucht nach
dem idéal au repos muß einer anderen psychischen Verfassung entspringen,
als der Wunsch nach Geltung. Nach dem Morphium greifen nicht die geschäf-
tigen, getriebenen Menschen des Cocains, sondern passive, verhaltene Naturen.
Unsere Krankengeschichten geben vielfach Belege hierfür, man stelle etwa den
reinen Cocainisten R. F., dem nur gelegentlich zum Cocain greifenden, eigentlich
morphiumsüchtigen B. E. gegenüber. Natürlich sind diese Dinge nicht von
apodiktischer Gültigkeit, was schon aus der Uneinheitlichkeit in der Wirkungsweise der Gifte hervorgeht. Es kommt zu Übergängen und Mischformen sowohl
im Charakterologischen wie in den Strebungen nach Komplementierung. Und
es gibt — wir kommen darauf noch zurück — Fälle, in denen der Drang
nach Gift ein absoluter ist, in denen die Frage nach der Besonderheit des
Genusses, des Rausches, der Betäubung völlig verschwindet.

Der euphorische Zustand ist gebunden an kleine Giftmengen; es seien daher
in diesem Zusammenhang die Ergebnisse betrachtet, welche sich bei der experimentell psychologischen Prüfung mit kleinen Cocaindosen ergeben haben.
Soweit es sich hierbei um Persönlichkeiten handelt, die mit Cocain noch nicht
in Berührung gekommen sind, rühren die genauesten Versuche aus der Kraepelinschen Klinik her und sind von Lange mit der von Kraepelins psychologischen Arbeiten her bekannten Methodik ausgeführt. Ihr Resultat ist kurz
folgendes:

Nach einer Injektion von 0,02 g Cocain kommt es innerhalb einer Stunde zu einer
Steigerung der zentralmotorischen Erregbarkeit. Die Kraftleistungen wachsen erheblich an.
Am Tachystoskop werden die Ergebnisse quantitativ gesteigert, qualitativ verschlechtert.
Die Zeiten bei Wahlreaktionen sind verkürzt, Fehlleistungen vermehrt. Unter den Assoziationen überwiegen die flachen Reaktionen. Additionsleistungen nehmen bis zu 12%
zu, allerdings steigt auch die Fehlerzahl (von 2,1 auf 2,9). Soweit die objektiven Feststellungen, zu denen noch hinzuzufügen wäre, daß von den Versuchspersonen zum Teil
äußerste Erregung, ferner Beschleunigung, aber Unsicherheit angegeben wird, so daß z. B. eine
erklärt, sie habe gar nicht schnell genug schreiben können und sich daher öfters verschrieben.
Lange zieht aus seinen Ergebnissen den Schluß, daß Cocain die Auffassung äußerer Eindrücke und die höheren intellektuellen Leistungen schädige, das Fehlen einer Beeinträchtigung des Rechnens führt er auf die Steigerung der motorischen Leistungen zurück.
Wenn auch eine gewisse assoziative Erleichterung bemerkbar sei, so erleichtere Cocain
doch vor allem die Auslösung der Willensimpulse. Ob ein Wegfall von Hemmungen oder
die Erregung des motorischen Neurons die Kräfte fördere, sei ungewiß.

Obwohl Lange eine unmittelbare Beziehung seiner Resultate zu den
Erscheinungen bei Cocainisten ablehnt, ist für das Verständnis der Cocaineuphorie
doch eine kurze Kritik seiner Ergebnisse von Wichtigkeit.

Uns erscheint es nicht richtig, die Wirkung des Cocains auf die motorische
Sphäre beschränken zu wollen. Spricht schon die Tatsache, daß die Dosis,

mit der Lange arbeitete, unter Umständen genügen kann, um ein schweres psychotisches Zustandsbild hervorzurufen, gegen seine Behauptung, so konnten wir andererseits keine Beeinflussung rein motorischer Leistungen in Eigenversuchen feststellen. Zählt man die in der Zeiteinheit gelesenen Silben nach kleinen Cocainmengen, so ergibt sich keine Veränderung gegenüber der Norm, und auch die einfache Methode, die Schnelligkeit der motorischen Leistung durch Auszählen von Punkten zu messen, die in einer Minute auf ein Stück Papier mit dem Bleistift zu setzen sind, ließ keine Cocainwirkung erkennen (s. die Protokolle aus einer größeren Reihe von Versuchen). Lange selbst bleibt sich nicht ganz getreu, wenn er die Steigerung der Additionsarbeit auf die motorische Komponente, das Schreiben, zurückführt und nicht auf den intellektuellen Vorgang, andererseits aber auch eine Erleichterung der Assoziationen und eine schnellere Auslösung der Willensimpulse zugibt. H. W. Maier fand bei Cocainisten oberflächliche Assoziationen. Durch Cocaineinnahme (0,6 g) wurde eine Steigerung der Additionsleistungen bewirkt, die von Gesunden kaum erreicht wird. Wir selbst fanden übrigens in Assoziationsversuchen bei Cocainisten und Nichtcocainisten weder die Reaktionszeit noch den Inhalt merklich beeinflußt und halten gerade bei intellektuell Höheren den Versuch für zu grob und mechanisch, um wirklich ein Abbild des assoziativen Geschehens zu geben. Schon durch die Einstellung auf das Experiment gehen hier feine und doch für den Ablauf wirksame Faktoren verloren. Die Verflachung, die man beobachtet, erklärt sich aus dem Gerichtetsein auf den Versuch, das zu bewußter oder unbewußter Ausscheidung des Gefühlsmäßigen führt, wenn das Reizwort nicht gerade affektiv sehr betont wird, wodurch die Beschleunigung in Flachheit umgesetzt wird. Wir haben die psychologische Wirkung von dem Bewußtsein des Experimentes in ganz eklatanter Weise bei einem intelligenten Cocainisten feststellen können, der im Gegensatz zu der gewöhnlichen Aktivierung durch das Gift einen bis ins Motorische gehenden Hemmungszustand darbot, und wir können so nur bestätigen, was Bonhoeffer gelegentlich der berühmten Kraepelinschen Alkoholstudien aussprach: Es träfe nicht die tatsächlichen Verhältnisse, wenn er (Kraepelin) bei den toxisch infektiösen psychotischen Bildern die Analogie der experimentellen spezifischen Giftwirkungen am Gesunden heranzieht. Inwieweit die in der Selbstschilderung von Mayer - Groß stehende Bemerkung des cocainsüchtigen Arztes zutrifft, daß die Beschleunigung des Gedankenablaufes nicht die Vorstellungsbildung, sondern die assoziative Verknüpfung betrifft, dürfte schwer zu entscheiden sein.

Das Rauschstadium. Haben wir in der Euphorie die Konstellation als bedeutungsvoll für den Ablauf des seelischen Geschehens hinstellen und von einer Eigensteuerung des Individuums sprechen können, so tritt mit der erhöhten Zufuhr des Giftes der aktive Einfluß auf die Gestaltung seines Zustandes immer mehr zurück, und die fremde Macht des Giftes wirkt entscheidend. Es erscheint uns nicht fraglich, daß trotz aller oben geschilderten Peinlichkeiten des Cocainrausches gerade dieses Sichüberlassen an eine fremde, unberechenbare Gewalt für einzelne der Toxikomanen den eigentlichen Reiz bildet, der sie zu dem Gift hinzieht, den Reiz eines Abenteuers, auf das sie sich einlassen oder in das sie geradezu stürzen. Trotz der Angst, des Schreckens, der unruhigen Spannung, des „Irreseins" ist es eben ein Zustand des Außersichgeratens, eine Überdehnung.

ein Zerreißen der natürlichen Grenzen, eine Flucht vor dem Ich des Alltags, wie sie im euphorischen Stadium auch angestrebt, aber nur unvollkommen erreicht werden kann[1]). Bei andern wiederum genügt das Wissen um diese Möglichkeit, wenn sie die aufreibenden und peinigenden Zustände des Rausches durch Abbrechen der Einnahme oder Zufuhr von kalmierenden Mitteln, wie Morphium oder Veronal, zu vermeiden suchen. Jedenfalls ist es die Sensation des Rausches, die das Cocain in eine Reihe mit anderen Giften, wie Opium oder Haschisch, zu stellen gestattet.

Es liegt im Wesen der schweren Intoxikationen, daß eine psychopathologische Kritik sich hier zunächst mit den kausalen Zusammenhängen zu beschäftigen hat, d. h. mit dem Zusammenhang der körperlichen Giftwirkung und ihrer seelischen Manifestation. Wir müssen als das Wirkungsgebiet des Cocains vor allem den Cortex ansehen, und hier wird sowohl die motorische als auch die „impressionale Sphäre" (Berze) betroffen. Daß die Organdisposition für die Stärke der auftretenden Symptome nicht unwichtiger ist als die Giftmenge, daß also die absolute Menge der Cocaindosen der Intensität und der Schnelligkeit in der Entstehung der psychotischen Erscheinungen nicht parallel zu gehen braucht, entspricht den Erfahrungen bei anderen Giften. Während aber beim Alkohol ein langanhaltender, meist über Jahre sich erstreckender Abusus notwendig ist, um ein Delirium tremens oder eine Halluzinose zu erzeugen, ist die Aufeinanderfolge von Cocainzufuhr und Cocainrausch, der ja zwischen dem Delir und der Halluzinose steht, zeitlich auf Intervalle von Stunden zusammengedrängt. Hier steht das Gift in einer Reihe mit dem Meskalin (aus dem Anhalonium Lewinii), dem Haschisch, dem Opium, und es liegt die Annahme nahe, daß diese Stoffe nicht erst, wie der Alkohol, ätiologischer Zwischenglieder bedürfen, mittelbarer Produkte, die im Laufe der Vergiftung im Körper oder im Gehirn entstehen (Bonhoeffer), sondern daß sie ihre cerebrale Wirksamkeit unmittelbar entfalten. Der direkten Wirkung dürfte auch das meist viel raschere Abklingen der Rauscherscheinungen entsprechen. Ein sicherer Beweis jedoch hierfür kann heute noch nicht gegeben werden.

Vergegenwärtigen wir uns noch einmal die wesentlichsten Momente der Cocainvergiftung, so manifestiert sich die auf- und absteigende Skala der akuten Wirkung folgendermaßen:

1. Euphorische Phase.

Psychomotorische Erregung — Hypersensorium — Aufmerksamkeitssteigerung — Gedankenbeschleunigung — Heiterkeit.

2. Rauschphase.

Betätigungsdrang — Illusionen — Halluzinationen — Aufmerksamkeitsstörung — Wahnhafte Einbildung — Angst.

---

[1]) In ganz entsprechendem Sinne ist eine sehr treffende Bemerkung, die wir bei Williams (Opiate addiction, 1922) finden: „Couriously enough, there is an element of unpleasantness in the use of cocain even to those persons, who continue to use it habitually . . . The victim imagines that „some one is after him." He is fearful and apprehensive, afraid to go outside his room, afraid to meet people and consumed with fear of some mysterious unknown danger. And yet with it all he experiences a certain kind of pleasure which more than offsets the terrors on taking the c., knowing exactly the horrors that he will have to suffer but willing to do so for the sake of experiencing the indescriable pleasure that accompanies the feelings."

3. Depressive Phase.

Psychomotorische Hemmung — Sensorische Abstumpfung — Erschwerter Gedankenablauf — Affektive Gleichgültigkeit oder Ekel.

Ist die erste Phase eine solche der Reizung, die dritte eine der Hemmung, so findet sich in der zweiten eine innige Verflechtung von Reiz- und Hemmungsmechanismen. Aber auch die anderen Stadien finden sich in der Wirklichkeit nicht in schematischer Abgetrenntheit. Nicht nur, daß der Übergang ein allmählicher ist, es können die Symptome jeder Phase verschieden lange nachschwingen, und mitunter klingen sie gar nicht ab.

Wir sahen Cocainisten im Abstinenzstadium nach einer Nacht voll exzessiven Cocaingebrauchs. Es bestanden aus der 1. Phase noch Reste des veränderten Körpergefühls — sie hatten das Gefühl des Schwebens, es bestand die Ängstlichkeit der Berauschten, so daß sie sich vor uns verkrochen, und gleichzeitig die motorische und Denkhemmung des Depressionsstadiums. Ähnlich berichtet Ladame von einer Cocainistin, deren akutes Delir von einem 48stündigen Stupor unterbrochen wurde, nach dessen Lösung sie weiter Illusion und Wirklichkeit mischte. Auch bei medizinischen Intoxikationen hat man ein zyklisches Alternieren von Exzitation und Depression beobachtet.

Trotz solcher Interferenzerscheinungen dürfte die Orientierung über den Seelenzustand des Cocainisten durch das oben skizzierte Schema erleichtert werden, und mit dem eben gemachten Vorbehalt werden wir gerade die Erscheinungen des Rauschstadiums verstehen können als eine Resultante von der Überreizung der motorischen und Sinnessphäre und der Lähmung der höheren psychischen Funktionen.

Von diesem Gesichtspunkt wollen wir zunächst die charakteristische Alteration der Psyche in der Rauschphase betrachten, die Störung der Wahrnehmungsfähigkeit, das Auftreten von Trugwahrnehmungen. Es ist hier nicht die Stelle, auf die Theorie der Halluzinationen überhaupt einzugehen, und es genügt der Hinweis, daß wir jene Momente in Betracht gezogen haben, die Lindworsky in seinem genetischen Lösungsversuch der Kriterien von Wahrnehmung und Vorstellung bespricht. Außer dem außerbewußten Faktor der Herabsetzung der Empfindungsschwelle nennt er als Bedingungen für die Entstehung von Trugwahrnehmungen noch das Zurücktreten des Gesichtspunktes: Wahrnehmung oder Vorstellung durch die Konzentration auf den Inhalt des Gegenstandsbewußtseins, die Reproduktionsschwäche, die Einstellung auf den erwarteten Sinnesreiz und die Störung der Urteilsfunktion.

Was nun den außerbewußten Faktor, die Erregung des Sinnesapparates betrifft, so haben wir schon früher ausgeführt, daß er peripher wie zentral bedingt sein kann, wobei die zentrale Reizung als die wesentliche erscheint. Die Reizung, die gesteigerte Empfindlichkeit der höheren Sinne bzw. ihrer zentralen Projektionsfelder erleichtert den Reperzeptionsakt; so nimmt die sinnliche Lebhaftigkeit der Vorstellungen, die schon in der Euphorie farbiger, reicher an Einzelheiten, plastischer werden, in erhöhtem Maße zu.

Von einer gewissen Bedeutung sind wahrscheinlich auch die Veränderungen der peripheren Sinnesorgane. In der haptischen Sphäre kann sowohl die Abstumpfung wie die Irritation der Endapparate, für die ja die oben erwähnten Versuche von Ehrlich sprechen, den Wahrnehmungsvorgang verfälschen bzw. zu Täuschungen verführen. Sicher kommt hier nicht, wie Bonhoeffer das für die Alkoholdeliranten wahrscheinlich macht, eine Aufmerksamkeitsschwäche als Grund der sensiblen Störungen in Frage. Übrigens dürfte eine Abschwächung der perzipierenden Funktionen nicht im Widerspruch stehen zu der Bereitschaft für Trugwahrnehmungen, da ja die Ungenauigkeit in der Arbeit des Aufnahmeorgans die Entstehung der Sinnestäuschungen begünstigt, ein Moment, das besonders im Optischen eine Rolle spielt. Zwar liegen Untersuchungen über das Gesichtsfeld von Cocaindeliranten nicht vor — nach kleineren Dosen konnten wir Veränderungen desselben nicht feststellen —, doch haben uns mehrere Cocainisten unabhängig voneinander die Angabe über ein unscharfes Sehen in der Peripherie gemacht, und es dürfte hierbei der Ausfall der abblendenden Iris, eine Folge der starken Pupillenerweiterung, nicht bedeutungslos sein. Auch das atropinisierte Auge sieht ja unscharf. Die Auffassung Erlenmeyers, die Mikrohalluzinationen auf multiple Skotome zurückzuführen, ist jedoch, wie von fachärztlicher Seite uns versichert wurde, unwahrscheinlich. Übrigens fehlt es über die Einwirkung des Giftes auf die Gefäße des Augenhintergrundes an Untersuchungen. Den peripheren Reiz bei der Auslösung der Druckvisionen halten wir nicht für das Wesentliche zu ihrer Entstehung; ihr Inhalt scheint bei verschiedenen Individuen ungleichförmiger zu sein als bei Alkoholikern. Zu erwähnen wäre noch die Möglichkeit, daß die Kaubewegungen und die intensivere Pulsation des Blutes dem Gehör Schalleindrücke zuführen kann, die illusionär verarbeitet werden. Die Hyperakusis aber ist zentraler Natur.

Wenn wir auch nicht in der Lage sind, die Bedeutung der abgeänderten Funktionen der peripheren Sinnesapparate sowie die Erregung ihrer zentralen Projektionsfelder zu entscheiden, so ist doch heute anerkannt, daß diese Faktoren zur Entstehung von Trugwahrnehmungen nicht hinreichend sind, und wir haben nunmehr zu untersuchen, inwieweit die psychologischen Bedingungen für ihre Genese gegeben sind. Sind wir hierbei auch gezwungen, die einzelnen Elemente des seelischen Ablaufs zu sondern, so darf nicht vergessen werden, wie die Verflechtung, das Ineinandergreifen, kurzum die Totalität der psychischen Vorgänge jenen eigentümlichen Zustand der Halluzinose hervorruft. Wir stellen in den Mittelpunkt die Affektlage. Im Cocainrausch ist der Mensch angsterfüllt. Schon die körperlichen Allgemeinwirkungen des Giftes, die Reizung der vegetativen Nerven, vor allem ihre Wirkung auf das Vasomotorium, „dem Erfolgsorgan der Affektmechanismen" (Berze), die Herzpalpitationen, die Schweißausbrüche, das Zittern usw. begünstigen das Aufkommen der Angst. Denn sie stellen alle wesentlichen körperlichen Begleitsymptome von Angstzuständen dar; treten sie, organisch bedingt wie bei Herzkranken, primär auf, so provozieren sie starke Unlustgefühle, die sich zu Angstaffekten steigern; sekundär verstärken sie den Affekt oft erheblich. Vielleicht lösen sie auch den Affekt bei dem Cocainisten aus, noch ehe er seine psychische Hemmung wahrgenommen hat. Kann doch auch die euphorische Heiterkeit entstehen, bevor die Bedingungen gegeben sind, daß der Cocainist einen verminderten Widerstand bei seinen seelischen Akten bemerkt. Aber es kann die dysphorische Angst auch das Gefühlsmoment sein, das die Wahrnehmung der verminderten Intentionskraft begleitet. Bei der engen Relation von Affekt und psychischer Aktivität ist hier eine genaue Wertbestimmung der einzelnen Faktoren nicht möglich.

Jedenfalls hat diese Angst, die zunächst, phänomenologisch betrachtet, gegenstandslos ist, die Tendenz, sich zu objektivieren, zur Furcht zu werden. Wie der Feldsoldat auf Wache im Dunkel der Nacht losschießt, um den Feind zu provozieren, so soll auch hier die undurchsichtige Atmosphäre möglichen Unheils in etwas Konkretes, Faßbares, wenn auch Feindliches umgewandelt werden. Wir begleiten einen Cocainisten im Beginn des Rausches auf die Straße, er sieht einen Schutzmann, geht scheinbar unbefangen auf ihn zu und fragt nach etwas Gleichgültigem. Er gesteht selbst, daß sein Verhalten nur eine Deckhandlung war, der Versuch, die durch den Schutzmann erregte Spannung zu lösen. Wesentlich erscheint es uns auch, daß Halluzinationen fehlen, wenn aus nicht erklärbaren Gründen der Umschlag des Affektes ins Ängstliche nicht erfolgt.

Andernfalls aber bekommen alle Wahrnehmungen einen Stimmungscharakter. Sie werden von vornherein behaftet mit der Tendenz des Feindlichen. Hieraus verständlich wird die enorme Schreckhaftigkeit des Cocainisten, seine Neigung des Hineinsehens und des Hineinhörens in die Objekte der Außenwelt wie auch die Wahrnehmung von Unwirklichem, und es ist ersichtlich, wie bei der Konzentration auf den Inhalt des Gegenstandsbewußtseins dieser auch in den Trugwahrnehmungen durch den Affekt bestimmt wird.

Hiermit im engen Zusammenhang steht die Einstellung auf den Sinnenreiz. Der Cocainist weiß von seinen halluzinatorischen Erlebnissen, er erwartet sie oft genug mit einer gewissen Spannung, ja, er kann enttäuscht sein, wenn sie ausbleiben; und wenn sie auftreten, versucht er mitunter sie zu gestalten, er steigert sich in sie hinein. Vielleicht ist durch die Erwartung die häufige Erscheinung der weißen Mäuse zu erklären, von den in den Kreisen der Cocainisten viel die Rede ist. Dafür spricht die Erfahrung bei B. E., der mit halluzinatorischer Deutlichkeit kleine schwarze Teufelchen sah, induziert durch seine cocainsüchtigen Freunde. Daß solch eine Einstellung nicht einhergeht mit einem vermehrten psychischen Energieaufwand, sondern im Gegenteil ein Sichgehenlassen, ein Symptom der insuffizienten psychischen Aktivität ist, hat Berze hervorgehoben, er spricht von einem funktionierenden Rest des eingeengten Bewußtseins, und wir betrachten ja den Berauschten als gehemmt in seinen höheren geistigen Funktionen. Es bestätigt so der Cocainrausch die Erfahrung, daß die Zustände, in denen unsere Erinnerungsbilder an Sinnlichkeit gewinnen, durch eine herabgesetzte Verstandestätigkeit charakterisiert sind. Wir haben allerdings nie gehört, daß durch willkürliche Vorstellungen Halluzinationen erzeugt werden könnten. Auch in der Selbstschilderung des Arztes wird ein Einfluß des Willens auf die Vorgänge bestritten, eher scheint die Willensanstrengung erfolgreich gegen das Auftreten oder das Persistieren der Erscheinungen zu sein. Student S. S. erzählt so, wie er durch bewußte Abwendung oder durch Ablenkung, etwa durch Lichtanzünden, den Erscheinungen ein Ende macht. Er hebt hervor, wie schwer es ist, sich nicht „gehen zu lassen", es verlangt diese Abwehrhaltung eine gewisse aktive psychische Energie. Umgekehrt kann die Hinlenkung der Aufmerksamkeit, das längere Betrachten einzelner Objekte ihren Wahrnehmungscharakter ändern (Kleiderständer werden zu Menschen, Handtücher zu Geistererscheinungen). Diese Hinlenkung aber ist meist passiv, ein Gefesseltsein, und Beobachtungen, daß sonst Unbemerktes im Rausch auffällig wird, Tapetenmuster und dergleichen werden fälschlich als ein schärferes Sehen gedeutet, sie sind nur das Symptom der überwiegenden passiven Wahrnehmung, die sich von außen leiten läßt. Daher erliegt der Berauschte auch der Täuschung bei fremder Einwirkung, ein Zeichen für die Störung seiner Urteilsfunktion. Man kann bei den Illusionen geradezu von induzierten Verfälschungen der Außenwelt sprechen (s. S. 41). L. E. nimmt ein Kaffeesieb ohne Einwendung für eine Lupe an, oder ist von der Unwirklichkeit seiner soeben durchlebten, nach. Liepmann erzeugten visionären Erlebnisse trotz ihrer Unmöglichkeit nicht zu überzeugen. Die Unsicherheit des Urteils manifestiert sich auch, indem zuweilen die Erscheinungen befragt werden, etwa nach Einzelheiten aus dem Leben des Cocainisten oder indem Anforderungen an sie gestellt werden, z. B. Lieder zu singen. Andere erschließen aus dem Fehlen von Spuren die Irrealität des Wahrgenommenen.

Für die Bedeutung der Urteilsfunktion bei der Genese der Halluzination spricht ferner die Beobachtung, daß Cocainisten höherer Bildungsstufe anscheinend seltener Sinnestäuschungen erleben als andere, eine Erfahrung, die man ja auch bei Alkoholikern gemacht hat. Aber dies ist das einzige Moment, in dem sich die seelische Struktur als bedeutungsvoll für die Genese und die Art der Halluzinationen nachweisen läßt. Im übrigen war ein Einfluß der psychischen Konstitution auf das Sinnesgebiet, das jeweils empfänglich für Täuschungen war, nicht zu erkennen, und wir haben akustische Halluzinationen bei Menschen mit ausgesprochen visuellen Fähigkeiten ebenso häufig konstatieren können wie optische Trugbilder bei Individuen mit hochentwickelten akustischen Fähigkeiten.

Es gehört zu den Eigentümlichkeiten des Cocainrausches, daß auch im Stadium der Halluzinose eine Trübung des Bewußtseins nicht vorhanden zu sein braucht, wenigstens subjektiv häufig nicht erlebt wird. Es kommt dann zu Zuständen der Spaltung der Persönlichkeit in ein erlebendes und ein kritisierendes Subjekt, die an schizophrene Zustände denken läßt. Wir erinnern daran, daß das Studium eines anderen Giftes, des Meskalins, analoge Erfahrungen zeitigte (s. Diskussion zu dem Vortrag Guttmann). Aber wie die Versuchsperson unter Meskalin trotz des Rausches sich doch für besonnen hält, so dürfte auch der Cocainist bezüglich der Luzidität seines Bewußtseins nicht als kritischer Selbstbeobachter anzuerkennen sein. Immerhin erscheint es uns fraglos, daß der Grad der Bewußtseinstrübung bei beiden Giften auffällig gering sein kann, wofür auch die nicht selten dem objektiven Urteil standhaltende, auf kleinste Einzelheiten sich erstreckende Fähigkeit der Reproduktion des Erlebten geht. Die Veränderungen des Bewußtseins beschränken sich aber nicht nur auf den Grad seiner Klarheit, sie können den Bewußtseinstonus als solchen betreffen, und auch Störungen des Zeitbewußtseins können den Wahrnehmungsakt beeinflussen.

Nebenbei sei bemerkt, daß Meskalin und Cocain noch andere Berührungspunkte in ihren Wirkungen haben. Auch Meskalin erzeugt jene sentimentale Stimmung des Alleweltumarmenwollens. Es wirkt individuell verschieden, kann aber ebenso wie Cocain bei demselben Individuum ganz differente Erscheinungen hervorrufen. So standen bei Serko einmal optische, das zweite Mal haptische Halluzinationen im Vordergrund, während beim dritten Male die assoziativen Störungen betont waren. Die sensorische Hyperästhesie, die es provoziert, nimmt allerdings viel höhere Grade an als bei dem Cocainisten.

Die Farbenpracht der Visionen ist viel reicher, ihr Wechsel viel rascher, ihre sinnliche Lebhaftigkeit entspricht eher den Erscheinungen des Haschisch- oder Opiumrausches. Dagegen besteht noch eine Analogie in der Verschmelzung von optischen und haptischen Halluzinationen. Wie der Cocainist z. B. die Buchstaben gleichzeitig sieht und fühlt, die er unter die Haut gespritzt wähnt, so verbinden sich beim Meskalinrausch die eigenartigen Mißempfindungen von der Transformation der eigenen Glieder mit ihrer Vision. Diese Mißempfindungen, das Flüssigwerden des Bauches, die Ablösung von Gliedern, ihr Hölzernwerden usw. sind mitunter im Meskalinrausch dominierend, vielleicht erinnert die Angabe des C. H. von dem Gefühl der gewulsteten Lippen, des vorspringenden Kinns an sie. Eigenartigerweise ruft auch Brom in akuten Vergiftungsstadien derartige Empfindungen hervor.

Soweit die allgemeine Besprechung der Halluzinationen. Ihre inhaltliche Abhängigkeit von der einzelnen Persönlichkeit wird noch erörtert werden.

Teils in enger Verknüpfung mit den Trugwahrnehmungen, teils losgelöst von ihnen haben wir unter den Symptomen des Rausches die Tendenz zu wahnhaften Ideen geschildert. Man kann die hier vor sich gehende Wahnbildung als katathym bezeichnen, denn auch sie steht in engstem Zusammenhang mit dem Affekt. Auf die Einzelheiten bezüglich des Inhaltes der Wahnbildung braucht nicht noch einmal eingegangen zu werden, doch ist eine prinzipielle Frage zu erörtern, die auch das Gegenständliche der Trugwahrnehmungen berührt. Man hat behauptet, daß sowohl diese wie die wahnhaften Gedankengänge auf einer Lockerung von Hemmungen beruhen und in die Richtung der Wunscherfüllung hinzielen, daß also die Freudschen Mechanismen der Traumbildung die wirksamen Faktoren sind (Marx). Weiße Mäuse, die halluziniert werden, ständen im Zusammenhang mit infantilen Erinnerungen an Albinos, sexuelle Umdeutungen der Wahrnehmungswelt entsprächen den Begierden usw. Nun ist es fraglos, daß die Kontinuität des Seelenlebens auch durch die exogen bewirkten seelischen Vorgänge des Cocainrausches nicht zerrissen werden müssen. Aber schon die Tatsache, daß diese überhaupt bewußtseinsfähig sind, daß nicht die Ausschaltung der Kritik (Zensur) oder gar des Oberbewußtseins Bedingung ihrer Entstehung ist, beweist, daß sie anders geartet als die Träume sind. An ein Nachlassen der Zensur könnte man schon bei dem Höhepunkt des euphorischen Stadiums denken. Hier, wo das Gift die Zunge gelöst hat, kommt es zu offenen Selbstbekenntnissen, die sicher tiefere Einblicke in das Seelenleben gestatten, als das in nüchternem Zustande möglich wäre. Man weiß dies ja vom Alkohol. In vino veritas, und von Anhalonium heißt es, es zwinge zu rücksichtsloser Offenheit. Aber zwischen diesen Bekenntnissen und den unbewußten Strebungen, die uns die Traumanalyse aufdeckt, liegt eben doch eine durch das Gift nicht niedergerissene Scheidewand. Berauscht sprechen wir aus, was wir sonst nur zu denken wagen, im Traum wird uns erfüllt, was wir wach sogar als unseren Gedanken verleugnen.

Wir konnten also einen Symbolcharakter von Wahnidee oder Trugwahrnehmung nicht feststellen, wie ja auch die Halluzinationen der Alkoholdeliranten keine komplexen Halluzinationen sind (Bleuler). Soweit ein Zusammenhang mit dem normalen Leben des einzelnen überhaupt nachweisbar war, erstreckte er sich auf die „Tagesreste", d. h. es spielten die affektiv betonten Erlebnisse der jüngsten Vergangenheit auch in die psychotischen hinein. Das Kontrollmädchen, das vergessen hat, sich zu „stellen", sieht ebenso wie der Schieber, dessen Papiere in Unordnung sind, überall den Kriminalbeamten, der Soldat den Feind usw.

Unterscheidet das Fehlen des Symbolcharakters bzw. der mehrfachen Determination das Wahnbild des Cocainisten vom Traum, so bildet seine Systematisierung einen Gegensatz zum alkoholischen Delir, vielleicht auch ein Zeichen dafür, daß die Alteration der höheren psychischen Funktionen durch Cocain weniger tief geht, als durch Alkohol. Selbst die primitivsten wahnhaften Einbildungen versucht der berauschte Cocainist zu begründen, wie etwa B. E. die elektrische Beeinflussung, die er spürt, dem unter ihm wohnenden, mit ihm verzankten Monteur zuschreibt. Aber ernüchtert folgt momentane Einsicht, und nur der chronische Cocainist spinnt seine Wahnideen weiter aus und hält an ihnen fest.

Wir können den Mechanismus der Wahnbildung beim Cocainismus so wenig erklären wie bei anderen psychotischen Erkrankungen. Wir müssen sie hinnehmen als eine der Reaktionsformen der desäquilibierten Persönlichkeit und begnügen uns mit dem Hinweis, daß die vergleichende Symptomatologie der Toxikosen gerade diesbezüglich eine überraschende Gleichförmigkeit zeigt. Der innere Aufbau der Wahngebilde ist bei den verschiedenen Giften völlig gleich, und eines der Grundelemente, die Beziehungsidee, tritt in mehreren unserer Fälle in gleicher Form, in gleicher Bewertung, gleiche Reaktionen auslösend auf, mag das Individuum unter Cocain oder unter Alkoholwirkung stehen.

Bedarf es für die Bildung wahnhafter Gedankengänge, soweit sie im akuten Vergiftungsstadium erfolgt, keines prädisponierenden, konstitutionellen Momentes, so dürfte dieses wohl in allen Fällen vorhanden sein, in denen in der Abstinenzperiode entstandene oder mit hineingebrachte Wahnvorstellungen lange Zeit festgehalten werden. Dann ist nach unseren Erfahrungen sorgfältige Prüfung daraufhin erforderlich, ob es sich wirklich nur um paranoisch veranlagte Cocainisten handelt (paranoiâques constitutionels, Vallon u. Bessière) oder ob der Cocainmißbrauch nicht eine zufällige Komplikation einer eventuell durch das Gift provozierten Psychose ist. Vor allem gilt dies bei den Cocainschnupfern, und wir haben auf das Beispiel solch eines Zusammentreffens bereits ausführlich hingewiesen.

In welcher Beziehung zu den psychischen Vorgängen steht nun das äußere Verhalten des berauschten Cocainisten? Wir erinnern uns, daß er schon im euphorischen Stadium lebhafte motorische Erregung zeigte. Waren deren Umsetzungen auch nicht von hohem Niveau, so waren sie doch in sich sinnvoll. Dagegen ist das Beschäftigtsein der Berauschten eine Betriebsamkeit, bar jeder Leitidee. In dem sinnlosen Ordnungmachen, dem häufigen Sich-waschen, dem Schreiben, Bilanzen machen, in dem Umherschweifen und dem Suchen, überall sehen wir eine klaffende Inkoordination von Handlung und Zweck. Äußerlich betrachtet könnte man ohne Kenntnis von der Vergiftung die Leute für Zwangsneurotiker halten, die an Waschzwang usw. leiden. Auch ihre Menschenscheu, ihre Bedenklichkeit (habe ich all meine Papiere, werde ich noch die nächste Prise nehmen?), ihr Haften an Kleinigkeiten, ihre Unfähigkeit, selbständig, ohne daß gerade von außen ablenkende Reize kommen, einmal begonnene Tätigkeit abbrechen zu können, erinnert an die Zwangsneurose. Aber bei allem Triebmäßigen fehlt hier die Erkenntnis der Unsinnigkeit ihres Handelns, es fehlt daher auch jeder innere Widerstand, es findet nicht wie bei dem Zwangsneurotiker ein innerer Kampf statt, es sind vielmehr impulsive Handlungen, die wir sehen.

Wir führen auch sie weniger auf eine Schwäche der Urteilsfunktion zurück, erblicken vielmehr auch in ihnen das Wirken des Affektes der Angst. Wie die frei flottierende Angst das Bewußtsein auf Gegenständliches zwingt bis hin zur Halluzination, so vermag sie sich auch motorisch umzusetzen. Der Geschäftige flieht vor sich selber, flieht vor seiner Angst. Noch in der Art des Vollzuges liegt das affektive Moment. In jedem Suchen liegt eine gewisse Erregung, eine Spannung, ein Zweifel. In dem Ordnen wird unbewußt der Versuch gemacht, die feindliche Außenwelt zu beherrschen, und das Schreiben, Rechnen, Bilanzenmachen ist ein inneres Ordnen, ein Festlegen der äußeren Betätigung wesensgleich.

Hinzu kommt, daß diese der Zielvorstellung entbehrenden Handlungen wie übrigens auch das Herumschweifen, das Vagieren, der Ausdruck der inneren Leere sein können. Daher treten dieselben Erscheinungen auch da auf, wo ein organischer Prozeß die Fähigkeit zu einer einheitlichen, zielbewußten Tätigkeit zerstört. Wir erinnern an das Umherkramen der senilen Dementen. Das suchende Wühlen in den Betten, das Auf- und Abziehen der Bettwäsche; die planlose Umsetzung ihrer Unruhe kann mit dem Verhalten der deliranten Cocainisten in Parallele gesetzt werden. Wir finden dann das Herumschweifen in Dämmerzuständen, besonders epileptischer Herkunft, und schließlich bietet das Verhalten des Normalen Analogien. Wir treffen uns, wenn unser Bewußtsein durch innere Vorgänge absorbiert war, bei sinnlosem Herumsuchen an, beim ruhelosen Auf- und Abschreiten oder bemerken, daß wir wirklich „in die Irre" gegangen sind. Es muß also ein gewisser Anteil unserer bewußten psychischen Energie für die äußere Aktion aufgewandt sein, wenn diese nicht triebhaft und reaktiv, sondern gerichtet sein soll.

Zur Frage der Cocaingewöhnung.

Wenn wir an eine Toxikomanie wie an den Alkoholismus und Morphinismus denken, so pflegen wir damit meist den Begriff der Gewöhnung als ohne weiteres zugehörig zu verbinden. In der Tat ist auch für den Cocainismus die herrschende Ansicht die, daß es eine Gewöhnung gebe.

Wir vermuten, daß die Leichtigkeit, mit welcher man die Frage nach der Cocaingewöhnung im allgemeinen bejaht, zum Teil darauf beruht, daß der Begriff der Gewöhnung nicht scharf genug gefaßt wird. Viele denken dabei an Angewöhnung, an eine leidenschaftliche Gewohnheit, von der man schwer oder gar nicht loskommt, kurzum an einen psychologischen Tatbestand. Dieser liegt, wie wir oben ausführten, sicherlich vor. Etwas anderes aber ist es, zu entscheiden, ob ein Pharmakon den Organismus so umstimmt, daß sonst sicher tödliche oder schwer toxische Dosen ihm nunmehr nichts anhaben, daß anfänglich wirksame Gaben im Laufe der Zeit wirkungslos werden, so daß sie zur Reproduktion des ursprünglichen Effektes immer wieder gesteigert werden müssen. Ist dies der Fall, dann kann man von Gewöhnung sprechen. Eine solche Gewöhnung kann der Körper auf verschiedenen Wegen erreichen; es kann bei interner Verabreichung der Darm einer Resorption immer mehr Widerstand entgegensetzen, so daß prozentual immer weniger von dem schädlichen Mittel überhaupt in den Organismus hineingelangt; er kann lernen, die Ausscheidung des Giftes durch Nieren, Darm, Leber oder Lungen zu beschleunigen; er kann die Fähigkeit gewinnen, es zu zerstören oder zu unschädlichen Verbindungen mit anderen Substanzen zu kuppeln; schließlich können sich auch die Angriffsorgane des Giftes im Laufe der Zeit gegen seine Wirkung abstumpfen. Diese Möglichkeiten können sich kombinieren. (Vgl. Joël: Zur Pathologie der Gewöhnung.)

Die Frage, ob es eine Cocaingewöhnung gebe, hat naturgemäß von Anfang an stark interessiert, denn es ist ja von größter prognostischer Bedeutung, ob der Organismus lediglich rein psychisch an das Gift gebunden ist oder ob außerdem noch eine somatische Veränderung im Sinne eines cellulären Gifthungers vorliegt, die womöglich nur sehr allmählich rückgängig zu machen geht.

Aus naheliegenden Gründen konnte hier nur das Experiment am Tier herangezogen werden. P. Ehrlich, der mit Mäusen arbeitete, Wiechowski, der an Hunden Versuche anstellte, konnten keinerlei Gewöhnung konstatieren. Grode sah bei Meerschweinchen, Katzen und Hunden sogar eine nicht unerhebliche Steigerung der Empfindlichkeit eintreten, die entweder in substantieller Kumulation, also einer wirklichen Anhäufung des Giftes ihren Grund haben kann oder aber in einer zunehmenden Reizbarkeit seiner Zielorgane. Kaninchen, die Wiechowski zufolge das Cocain völlig zersetzen, werden nach Grode zwar nicht empfindlicher, gewöhnen sich aber ebensowenig wie die anderen Versuchstiere. Zu bemerkenswerten Ergebnissen kam Rifàtwachdani bei Nachprüfung von Wiechowskis Untersuchungen. Seine Kaninchen schieden bei einmaliger subcutaner Verabreichung von 0,05 g salzsauren Cocains bis 85% im Harn aus; bei täglich wiederholter Injektion der gleichen Menge kam es innerhalb von 9 Tagen zu immer größeren Cocainausscheidungen, bis zu 112%, woraus also dreierlei hervorgeht: 1. daß Kaninchen sehr wohl im Harn Cocain auszuscheiden vermögen, 2. daß eine gewisse Anhäufung im Tierkörper stattfindet, 3. daß die Tendenz vorliegt, allmählich prozentual mehr auszuscheiden. Zu ähnlichen Resultaten haben die Studien von K. Levy geführt. Auch er konnte weder bei Kaninchen noch bei Hunden erhöhte Toleranz nach länger durchgeführten Cocaininjektionen feststellen, im Gegenteil bei Kaninchen Sensibilisierung. Diesen Sensibilisierungswirkungen gingen einige Tage der Latenz voraus, in denen sich also noch keinerlei Einfluß des Cocains zeigte. Nach mehrwöchigen Pausen riefen die früheren Dosen die gleichen Effekte hervor. Im Hundeharn wurde bei längerer Cocainverabreichung keinerlei Änderung in der Ausscheidungsmenge bemerkt. Schließlich konnte er bei Tieren, die geringere Cocaingaben längere Zeit ohne schwerere Schädigung erhalten hatten, bei Aussetzen des Mittels niemals Abstinenzerscheinungen feststellen. Wir werden sogleich sehen, daß diese Untersuchungen bemerkenswerte Analogien zu den Beobachtungen an Cocainisten darbieten.

Auf einen angeblichen Entgiftungsvorgang im Gewebe, der auch für den Menschen zutreffen soll, hat Kohlhardt aufmerksam gemacht. Nachdem er beim Kaninchen um eine Extremität eine Stauungsbinde gelegt hatte, konnte er bei genügend langer Strangulation das Doppelte der letalen Dosis einspritzen, die nun unschädlich blieb. Seiner Deutung, das Cocain werde durch irgendwelche Wirkungen des lebendigen Protoplasmas zerstört, tritt Rifàtwachdani entgegen, der nämlich aus solchen abgebundenen Extremitäten noch ansehnliche Mengen des Alkaloids zurückgewann und den ganzen Vorgang als bloße Resorptionsverlangsamung hinstellte. Damit würde denn die Strangulierung grobmechanisch nichts anderes bewirken, als was das Adrenalin auf vasoconstrictorischem Wege erreicht. Eine humorale oder celluläre Entgiftung (Zerstörung) müssen wir als um so fraglicher hinstellen, nachdem Wiechowski auch in überlebenden Organen keine Zersetzung des Cocains hat nachweisen können.

Einen sehr bemerkenswerten Beitrag zur Gewöhnung eines isolierten Organes ans Cocain hat dagegen Kochmann beigebracht. Er stellte fest, daß Froschherzen sich spontan von der toxischen Wirkung einer Cocainlösung erholen, welche bei genügender Konzentration bis zu diastolischem Stillstand führen kann. Daß es sich dabei nicht allein um eine allmähliche Zersetzung des Cocains handelt, wurde dadurch bewiesen, daß die einem wieder erholten Herzen entnommene Giftlösung bei einem zweiten frischen Herzen Schädigungen setzen kann, die das erste Herz schon überwunden hatte. Ebenso gelang es ihm zu zeigen, daß bei einem gewöhnten Herzen eine sonst sicher schädigende Cocaingabe keine oder nur geringe toxische Wirkung hervorruft. Der Mechanismus dieser Gewöhnung blieb unklar. Die Annahme, daß vielleicht Spaltprodukte des Cocains durch Besetzung der giftempfindlichen Stellen deren Bindung mit Cocain verhindern, hat sich experimentell nicht stützen lassen.

So widerspruchsvoll also in gewissen Einzelheiten die erwähnten Tierversuche ausgefallen sind, so einheitlich beantworten sie die uns interessierende Hauptfrage: Eine Gewöhnung konnte nicht festgestellt werden, oft genug kam es im Gegenteil zu einer Steigerung der Empfindlichkeit. Gültige Beweise für eine zelluläre oder humorale Entgiftung sind bisher nicht beigebracht worden.

Über das Schicksal des Cocains beim Menschen sind wir sehr mangelhaft unterrichtet. Naturgemäß fällt der Beginn der klinischen Beobachtung zeitlich mit dem Abschluß des Cocaingenusses oder der Cocainvergiftung fast ausnahmslos zusammen. Als tödliche Gabe ist für den Menschen 3—14 mg pro Kilogramm Körpergewicht berechnet worden.

Wollen wir uns nunmehr aus den bei der medizinalen Verabreichung des Cocains gesammelten Erfahrungen sowie aus der Anamnese der Cocainisten, als den beiden zur Verfügung stehenden Quellen, ein Urteil bilden, so müssen wir vor allem zwei Gesichtspunkte berücksichtigen, die gern als Beweise für eine angebliche Cocaingewöhnung des Menschen herangezogen werden. Zunächst wird auf die hohen Dosen hingewiesen, die diese Personen ohne Schaden zu sich nehmen, sodann und mit noch größerem Gewicht, daß sie zu diesen hohen Gaben durch allmähliche Steigerung gelangt sind. So sind Tagesgaben von 3, 5, 8 und 10 g, also Multipla der letalen Dosis, angegeben worden. Berühmt ist der Fall von Haupt (vgl. S. 51), wo eine Mutter ihrem 14jährigen Sohn bis zu 60 Spritzen einer 5%igen Cocainlösung täglich beibrachte und dabei auf etwa 3 g pro die kam. Daß die Höhe der Gaben jedoch nicht ohne weiteres zum Beweise einer Gewöhnung verwertbar ist, ergibt sich aus der außerordentlich großen individuellen Toleranzbreite, die gerade für das Cocain besteht. Wie nach der einen Seite ausgesprochene Überempfindlichkeiten, Idiosynkrasien vorkommen, wobei Dosen von 0,025 und darunter schon bedrohliche Erscheinungen hervorrufen, so gibt es zweifellos eine angeborene besondere Widerstandsfähigkeit, und es werden jedenfalls die Cocainisten nicht zu der ersteren Gruppe gehören. Chouppe berichtet z. B. über eine Person, die auf eine erstmalige subcutane Injektion von 0,2 g nur mit sehr geringen und flüchtigen Erscheinungen reagierte, und außerdem sind eine große Reihe von Fällen bekannt geworden, wo sonst tödliche Dosen lediglich mittlere oder geringe Vergiftungserscheinungen hervorriefen. Neben diesen individuellen Verschiedenheiten ist nun noch zu berücksichtigen, daß eine Steigerung der Dosen durchaus noch keinen Rückschluß auf eine nunmehr erhöhte Toleranz erlaubt. Denn diese Steigerung wird oft genug durch ein größeres Zutrauen zu dem Gift, durch eine lebhaftere Neigung, immer wieder seine Wirkung zu verspüren, bedingt. Erst wenn die zuverlässige Angabe erfolgt, die wirksame Anfangsdosis sei nach längerem Gebrauch ohne jeden Effekt geblieben, und deshalb habe man zu höheren Gaben gegriffen, erst dann wird man von Gewöhnung sprechen dürfen.

Sehen wir nach diesen Gesichtspunkten die fremden und unsere eigenen Fälle durch, so finden wir fast ausnahmslos hier wie dort schnelle und erhebliche Steigerungen im Giftkonsum. Kritische Angaben aber im Sinne der eben entwickelten Ausführungen haben wir in der Literatur vermißt.

Von den von uns Untersuchten haben wir häufig die Angabe erhalten, daß die erste Prise keinerlei Wirkung ausübte, und ganz entsprechende Beobachtungen sind übrigens auch von Cramer und von Vallon u. Bessière gemacht worden. Erst am zweiten oder dritten Tag merkten dann diese Personen die erste Wirkung, manche freilich, indem sie inzwischen die Prisen gesteigert hatten, andere dagegen nach bestimmter Angabe nach denselben Mengen, was vielleicht auf mechanische oder dynamische Kumulation zurückzuführen ist. Ähnliche Erfahrungen hat man übrigens gelegentlich bei therapeutischer Anwendung gemacht, wobei eine erstmalig gut vertragene Injektion bei ihrer Wiederholung zu schweren Nebenwirkungen geführt hat (Decker, Laubi). Zuweilen hörten Anfänger, wie uns das mehrfach berichtet wurde, enttäuscht über die Wirkungslosigkeit nach einigen Versuchen auf und verspürten dann beim Aussetzen zu ihrer eigenen Überraschung ein Cocainverlangen, das dem Gefühl einer inneren Leere und Anregungsbedürftigkeit entsprang. Hier möchten wir eine realiter bereits eingetretene, wahrscheinlich geringe Wirkung annehmen, die nur nicht gleichzeitig erkannt wurde, sondern erst nachträglich zum Bewußtsein kam. Unsere mit besonderer Sorgfalt erhobenen Nachforschungen, ob zur Steigerung der ursprünglichen Dosen ihre effektive Unzulänglichkeit geführt hat, ist uns kein einziges Mal in bejahendem Sinn beantwortet worden. Lediglich der Wunsch, die an sich nicht geringer als im Anfang einsetzende Wirkung häufiger zu reproduzieren, verbunden mit der Erfahrung, daß dies ohne besonderes Risiko durchführbar sei, hat in unsern Fällen die allmähliche Erhöhung des Giftverbrauches herbeigeführt.

Sprechen diese Angaben schon gegen eine durch Gewöhnung erworbene Immunität, so wird dies noch durch einige weitere Tatsachen gestützt. Erstens durch das Fehlen schwererer, insbesondere körperlicher Abstinenzerscheinungen, wie sie z. B. bei der Morphiumentziehung beobachtet werden. Die oben geschilderten sogenannten Abstinenzsymptome entspringen, soweit sie psychisch sind, der Gier nach der gewohnten Anregung; die körperlichen sind so gering, daß zu ihrer Erklärung die allgemeine Schwächung, der Giftschaden als solcher, der sich nun zum ersten Male unverhüllt darbietet, ausreicht oder aber, da es sich ja fast ausschließlich um Psychastheniker handelt, der Eintritt des status quo ante zur Deutung herangezogen werden kann. Typischerweise wird von den Cocainisten, die sich ja zuweilen eine freiwillige Abstinenz auferlegen, die psychische Komponente des Cocainhungers gegenüber der sehr zurücktretenden körperlichen selbst betont. Eine andere Tatsache ist die, daß selbst nach jahrelangem Cocainismus bei plötzlicher Überdosierung alle Symptome der akuten Vergiftung auftreten können, worauf schon Lewin (Nebenwirkungen) früher hingewiesen hat und was wir auch aus eigener Erfahrung bezeugen können.

Weiterhin haben wir in Analogie zu den vorhin erwähnten Tierversuchen von K. Levy gefunden, daß Cocainisten nach einer längeren Pause, z. B. nach 6 oder 8 Monaten, ohne jeden Schaden die gleiche Dosis zu sich nehmen können, mit welcher sie vor dieser Pause aufgehört hatten, was z. B. Morphinisten nicht können, wo ja schon eine Karenz oder sogar schon eine Reduktion der Dosis während weniger Tage genügt, um ein relativ hohes Maß von Empfindlichkeit wiederherzustellen. Der Cocainist hingegen muß zu seiner alten Dosis zurückkehren, um den gewünschten Erfolg zu haben. Der wirklichen Gewöhnung des Morphinisten entspricht eine wirkliche Entwöhnung. Der Mangel einer solchen Entwöhnung beim Cocainisten spricht dafür, daß es während des Gebrauchs überhaupt nicht zu einer Steigerung der Toleranz gekommen ist.

Einen noch unmittelbareren Beitrag zu diesem Gegenstand bieten aber unsere auf S. 100 geschilderten Versuche an Cocainisten. Es handelte sich bei zweien von ihnen (R. F. und L. E.) um seit Jahren mit dem Gift vertraute Cocainisten, die ihre Tagesdosis ziemlich hoch (1—3 g) angaben. Die Wirkung, und zwar eine weit stärkere, als wir sie sonst bei ihnen sahen, trat schon nach der geringen auf mehrere Stunden verteilten Gesamtgabe von 0,5 g ein, also bei einer Größenordnung, die — bei nasaler Anwendung — auch sonst als die durchschnittliche zur erstmaligen Erzeugung einer großen Wirkung von uns konstatiert worden ist. Beide Cocainisten reagierten also, was die Höhe des Giftquantums anlangt, nicht anders als Anfänger. Im gleichen Sinne sprechen Versuche, die Frantz auf unsere Veranlassung angestellt hat und in denen sich auch auf körperlichem Gebiete ergab, daß langjährige Cocainisten auf eine subcutane Einzeldosis von 0,05 g Cocain durchaus nicht geringere Erscheinungen aufwiesen als durchschnittlich reagierende Nichtcocainisten. Neben der Möglichkeit, daß manche Cocainisten absichtlich viel höhere Dosen angeben, um damit zu imponieren, ist natürlich auch stets die Reinheit des Präparates zu berücksichtigen, von der wir uns ja in unseren eignen Versuchen versichern konnten.

Es bleibt noch übrig, auf ein sehr charakteristisches Symptom einzugehen, das zunächst im Sinne einer Gewöhnung zu sprechen scheint. Fast alle Cocainisten geben an, in ihrer Anfangszeit tage- und nächtelang wach und in fast unterbrechungsloser Bewegung gewesen zu sein, was ihnen später nicht mehr möglich war. Wir glauben aber hierin lediglich den Ausdruck einer durch den fortwährenden Giftgenuß veränderten, d. h. abgeschwächten Reaktionsmöglichkeit des Organismus zu sehen. Die psychomotorische Erregbarkeit und Erregung ist nicht geringer geworden, aber die Umsetzung in körperliche Bewegung ist gegenüber dem Gesunden bei dem chronisch Vergifteten und Erschöpften beschränkt.

Für die Vermutung Lewins, daß sich Morphinisten schneller ans Cocain gewöhnen, weil das Morphin schon die Angriffspunkte des Cocains im Sinne einer erhöhten Toleranz verändert habe, konnten wir unter unseren Fällen keine Bestätigung finden. Nach unseren Beobachtungen ist das Gegenteil wahrscheinlicher.

Fragen wir schließlich noch, ob vielleicht, wofür ja das Tierexperiment Belege gibt, auch beim Menschen etwa das Gegenteil von Gewöhnung, d. h. eine zunehmende Sensibilisierung stattfindet. In einigen Fällen sind uns Angaben über eine Abnahme im Verbrauch der Alkaloidmengen gemacht worden, aber auch hier muß man in der Deutung zurückhaltend sein. Ein Abbau der Menge kann seinen einfachen Grund darin haben, daß die ursprüngliche Dosis überflüssig hoch gewählt war, ohne doch deshalb geradezu toxisch gewesen zu sein, kurzum der Betreffende war von vornherein cocainempfindlicher als er selbst wußte; er nahm damals „auf alle Fälle" möglichst viel von seinem Pulver.

Eine weitere Möglichkeit liegt in der Variabilität der Resorptionsverhältnisse. Denken wir an die Prise, so können sie günstiger werden, indem, wie schon erwähnt, von ulcerierten und gereizten Schleimhautflächen eine begierigere Aufsaugung stattfindet als von intakten. Eine zunehmende cerebrale Reizbarkeit, die etwa auch in einer gesteigerten Empfänglichkeit für Alkohol zum Ausdruck kommen könnte (nicht müßte), haben wir in keinem Fall konstatieren können. Daß eine ganz exakte Dosierung bei der nasalen Applikation nicht möglich ist, wurde bereits früher erwähnt.

Ziehen wir das Fazit, so können wir sagen, daß uns bis heute jeder Beweis dafür fehlt, daß der Mensch unter gewohnheitsmäßigem Cocaingenuß zu einer erhöhten Cocainfestigkeit oder umgekehrt zu einer erhöhten Cocainempfindlichkeit gelangt.

Die prognostische Bedeutung dieser Erkenntnis werden wir noch später würdigen.

Differentialdiagnose.

Je nachdem es sich um die schwere akute Cocainvergiftung, den Cocainrausch oder das euphorische Stadium handelt oder um das Bild der Abstinenzerscheinungen, werden sich verschiedene differentialdiagnostische Möglichkeiten ergeben.

Die akute schwere Intoxikation läßt mit ihren Krämpfen und ihrem Bewußtseinsverlust zunächst an einen Status epilepticus denken oder an solche Vergiftungen, bei welchen epileptiforme Zustände vorkommen, wie vor allem bei der Alkohol- und Blei-, ferner seltenerweise bei der Absinth-, Ammoniumsalz- und Santoninvergiftung. Die Entscheidung kann im Status nur die Anamnese geben. Handelt es sich jedoch um vorübergehende Konvulsionen, so kommen die weiter unten gegebenen diagnostischen Hinweise in Betracht, die auch bei Fällen mit vorwiegenden Lähmungserscheinungen zu beachten sind.

Das euphorische Stadium und der Rausch dürften dagegen im allgemeinen weniger diagnostische Schwierigkeiten bereiten, selbst wenn weder anamnestische Daten vorliegen, noch Indizien etwa in Form eines verdächtigen Pulvers zur Hand sind.

Die wichtigste Abgrenzung betrifft hier die Alkoholeuphorie und den Alkoholrausch. Sie kann dadurch erschwert sein, daß der meist im geselligen Kreis Schnupfende außerdem noch Alkohol, oft in nicht unerheblichen Mengen, zu sich nimmt. Sonst natürlich ist die Abwesenheit des Alkoholgeruchs bei einem Menschen, der dem unbefangenen Blick zunächst als angeheitert oder betrunken erscheinen würde, eine gewisse Wegleitung. Als positives Diagnosticum ist an erster Stelle die Veränderung des Auges im umgekehrten Sinne der Hornerschen Trias zu nennen. Während die Opiate die Pupille verengern, Alkohol sie bei chronischem Gebrauch wohl lichtstarr machen kann, aber sie nicht erweitert, teilt das Cocain seine mydriatische Wirkung mit dem verwandten Atropin, dem Scopolamin, dem Anhalonin und dem Gift des Botulismus, bei welch letzterem es aber meist zu keinem Erregungszustand kommt. Anhalonium kommt bei uns als Genußgift praktisch kaum in Frage, bei der partiellen Verwandtschaft seiner psychischen Wirkungen mit den durch Cocain bedingten würde seine optische Erregungsfähigkeit, wie sie in lebhaften

Farbenvisionen (Teppiche, Landschaften, Architekturen) und langdauernden Nachbildern zum Ausdruck kommt, einen charakteristischen Hinweis geben (Heffter). Ihr gelegentliches — von uns übrigens nie beobachtetes — Vorkommen bei Cocainisten ist jedenfalls niemals so ausgeprägt wie dort, ganz abgesehen davon, daß noch eine Reihe unterscheidender psychischer Symptome vorliegen (vgl. S. 55 ff.). Gegenüber dem Scopolamin mit seiner relativ frühzeitig eintretenden, mit Akkommodationslähmung verbundenen maximalen Pupillenerweiterung kommt es bei Cocain lediglich bei dem schwersten Vergiftungsstadium zu so ausgeprägten Erscheinungen. Außerdem ruft Scopolamin meist Bradykardie im Gegensatz zu der Cocaintachykardie hervor sowie einen nur flüchtigen, schnell von einer Lähmung abgelösten Erregungszustand. Gegen Atropin liegt ein Unterscheidungsmerkmal in der bei ihm viel ausgesprochener eintretenden Wirkung aufs Auge (Diplopie, Mikropsie, Chromopsie). Ein weiteres, wenn auch inkonstantes Zeichen bildet das scharlachähnliche Exanthem der Atropinvergifteten im Gegensatz zu der fast immer bei Cocain vorkommenden Kombination von Schweiß und Blässe. Gemeinsam mit Atropin ist dem Cocain die austrocknende Wirkung auf Zunge und Mundschleimhäute, die zu heftigem Durst führt, wozu sich besonders beim Cocain noch eine Appetitlosigkeit, ja Anorexie gesellt, die aber auch bei anderen Toxikosen gefunden wird. Bei der akuten hämorrhagischen Encephalitis, die mit Bewußtseinstrübung, hochgradiger motorischer Unruhe, Pupillenerweiterung, Schweißausbruch und Tachykardie einhergehen kann, wird ein etwaiges Fieber nicht immer eine Entscheidung zulassen, da es einerseits auch bei schwerer Cocainvergiftung vorkommen, andererseits bei Encephalitis fehlen kann.

Von weiteren nervösen Symptomen übergehen wir die motorischen Reizerscheinungen leichteren Grades wie Tremor und Muskelzuckungen als differentialdiagnostisch nicht verwertbar. Eine größere Dignität beanspruchen die sensiblen Störungen, von welchen die inkonstante Totalanalgesie sich auch beim Cannabis- und beim Meskalinrausch, wenn auch dort nicht in so ausgesprochener Weise vorfindet. Die ebenfalls nicht regelmäßig auftretenden Cocainparästhesien kommen in sehr ähnlicher Weise beim Alkoholdelir vor, wobei übrigens Hypalgesie und Hypästhesie beobachtet wird. Zur Abgrenzung kann neben dem Fehlen besonders der Augensymptome und den später zu erörternden psychischen Verschiedenheiten die häufig vorhandene Druckempfindlichkeit der Nervenstämme dienen (Alkoholneuritis). Die auch durch Morphin bedingte Abstumpfung der Hautempfindlichkeit kann differentiell außer acht bleiben, da der Morphinnarkose ja die exzitativen Züge, besonders nach der körperlichen Seite, fast vollständig fehlen.

Zur Würdigung des psychischen Zustandes, wie ihn das euphorische Stadium des Cocainrausches darbietet, muß vor allem wieder die Alkoholeuphorie und der Alkoholrausch berücksichtigt werden. Bei der außerordentlichen Verwandtschaft dieser Zustände wird man neben anamnestischen Daten, der etwaigen Abwesenheit des Alkoholgeruches, den körperlichen Symptomen vor allem auf das weniger plumpe, hemmungslose, häufig affektierte Benehmen des Cocainisten zu achten haben. Bei ihm sind assoziative Erregbarkeit, Mißtrauen, Selbstbeobachtung, Eitelkeit ausgeprägter. Ziemlich charakteristisch ist auch sein psychomotorisches Verhalten: Such- und Ordnungstrieb, Grimassieren, Kaubewegungen und jene der Sensation aufgehobener Körperlichkeit entspringende

Tanz- und Bewegungsfreude, die sich beim Zecher derartig nur in den Anfangs-
stadien der Alkoholwirkung findet.

Im Höhepunkt des Rausches bietet der Cocainist das Bild eines Deliranten.
Wird man ein infektiöses Delir durch das Fehlen von körperlichen Erscheinungen (Fieber, Nervenlähmungen usw.) leicht ausschließen können, so ist
bei der oft schwierigen Abgrenzung gegen das Alkoholdelir der Inhalt der wahnhaften Empfindungen und Vorstellungen und der ganze Verlauf des meist
stürmischer, aber schneller abklingenden Cocaindelirs zuweilen geeignet. Neben
den beiden Delirien gemeinsamen Symptomen, wie Verkennung der Außenwelt,
Tendenz zu halluzinatorisch bedingten Gewalttätigkeiten, Aufmerksamkeitsstörung, erhöhter Suggestibilität, zeichnet sich das Cocaindelir meist durch
ein vollständig erhaltenes Persönlichkeitsbewußtsein, durch größeren Angst-
affekt sowie Fehlen des eigentlichen Beschäftigungswahnes aus. Man vermißt
hier die für den Alkoholiker so typische wahnhafte Reproduktion seiner Berufs-
tätigkeit.

Zur Erwägung anderer psychotischer Zustände gibt unter Umständen das
planlose Umherirren der Cocainisten Anlaß, wie es in ähnlicher Weise bei epileptischen oder psychogenen Dämmerzuständen vorkommt. Bei Cocainisten
gelingt in den meisten solcher Fälle der Kontakt viel schneller und ermöglicht
so die Diagnose.

Auch das depressive Stadium kann mit psychotischen Zuständen verwechselt werden. Für die Diagnose einer endogenen Depression ist der Cocainist
wohl nicht gehemmt genug. Zu beachten ist, daß in diesem Stadium wie auch
im deliranten durchaus ernste Suizidversuche erfolgen, deren Motivation durch
die Kleinheits- und Ekelgefühle bzw. durch hochgradige Angst gegeben ist.

Wenden wir uns nun den besonderen diagnostischen Erwägungen zu, die
zur Feststellung eines chronischen Cocainismus angestellt werden müssen,
so ist zu unterscheiden, ob wir bei einem Patienten, von dessen Vorleben wir
nichts wissen, Verdachtsmomente für Cocainmißbrauch beibringen wollen
oder ob wir die aus irgendwelchen Gründen vermutete heimliche Weiterbenutzung
des Giftes zu eruieren wünschen.

Zuweilen kann man bei Verschwiegenheit des Patienten aus Erzählungen der Angehörigen
den Verdacht auf eine heimliche Toxicomanie schöpfen, und er muß sich aufs Cocain lenken,
wenn der Bericht so charakteristisch ist wie der folgende, den uns die Frau eines Patienten
gab: Ihr Mann komme meist spät in der Nacht nach Hause mit weit aufgerissenen stieren
Augen, großen Pupillen, zornmütiger und reizbarer als er nach Alkohol zu sein pflege, und es
sei ihr aufgefallen, daß er sich mit seiner Nase zu schaffen mache und seine Taschentücher
selbst wasche.

Der erste Eindruck, den solch ein Patient bietet, wird im allgemeinen der
der reizbaren Schwäche sein. Was hier aber gegen die Diagnose einer endogenen
oder Erschöpfungsneurasthenie und zugunsten einer besonderen Veranlassung
spricht, sind abgesehen von dem Mangel befriedigender anamnestischer Motivierungen besonders flüchtige, abklingende Halluzinationen, Angstzustände und Parästhesien. Wegen der letzteren könnte man an Ergotin-
vergiftung denken, doch sind sie dort häufig mit trophischen Störungen, Muskel-
krämpfen und Kontraktionen vergesellschaftet, wobei übrigens das psychische
Bild mehr das eines Stupors (Schlafsucht, Abstumpfung) ist. Ähnlicher schon
ist das Bild der Cornutinvergiftung (Mydriasis, Speichelfluß, Tachykardie,
Blutdrucksteigerung, Parästhesien). Man erinnere sich ferner bei ungeklärten

Fällen, daß Bleivergiftungen seltenerweise Delirien wie Cocain hervorrufen; die Abgrenzung kann nur auf Grund des körperlichen Befundes geschehen. Bei der cerebralen Form der chronischen Arsenintoxikation kommt es meist zu neuritischen Prozessen, besonders der unteren Extremitäten sowie zu Muskelatrophien, was zur Unterscheidung dienen kann.

Wichtige Hinweise auf einen Cocainmißbrauch können gewisse Charakterveränderungen geben, wenn sie früher nachweislich nicht bestanden haben. Diese können in einer Vernachlässigung aller Verpflichtungen, in quälenden Eifersuchtsideen, in Weitschweifigkeit und Schreibseligkeit bestehen. Hier ist daran zu denken, daß Schizophrenien sich im Anfangsstadium durch Vernachlässigungen im täglichen Handeln und Reizbarkeit bemerkbar machen können. Natürlich sind auch Kombinationen durchaus möglich.

So sahen wir in einem Sanatorium einen unter der Diagnose Cocainismus aufgenommenen Patienten, der aber nur gelegentlich Cocain genommen hatte und unter der Beobachtung anfänglich dissimulierte Halluzinationen typisch schizophrener Art hatte, später auch Wahnideen vorbrachte, wie sie bei so geringem Abusus und nach längerer sicherer Abstinenz bei Cocain nicht vorkommen. Wie schwierig die Entscheidung sein kann, ob nicht ein psychotischer Prozeß durch die akut im Vordergrund stehende Cocainintoxikation verdeckt wird, zeigt unser Fall C. H. (vgl. S. 87). Hier kann nur der Verlauf eine Klärung der Diagnose bringen.

Auch die psychischen Formen der Epilepsie mit ihren Stimmungsschwankungen und ihrer Umständlichkeit müssen erwogen werden. Eifersuchtsideen müssen den Verdacht eines Alkoholmißbrauchs erregen. Neben der Physiognomie und etwa vorhandenen körperlichen Krankheitszeichen (Gastritis, Lebercirrhose, Nephritis) kommt auf seelischem Gebiete die für den Alkoholiker charakteristische oft läppische Rührseligkeit in Betracht. Von anderen Genußgiften ist vor allem an Morphin zu denken, dessen Abstinenzsymptome (Schweiße, Kreislaufstörungen, Kollapse, Durchfälle, Neuralgien) wichtige Hinweise geben können. Eine luetische Hirnerkrankung, vor allem die progressive Paralyse, wird man durch ihre körperlichen Anzeichen leicht ausschließen können.

Trotz Berücksichtigung all dieser seelischen Erscheinungsformen wird vielfach erst die körperliche Untersuchung die Entscheidung geben können. Zunächst bei etwa subcutaner Applikationsform die noch gereizten Einstichstellen oder ihre pigmentierten Narben, die natürlich ebensogut von Morphininjektionen stammen können; bei nasaler Aufnahme sehr häufig eine Perforation der Nasenscheidewand, die sich durch ihre Beschränkung auf den knorpeligen Teil von der luetischen unterscheidet und wegen ihrer Größe mit tuberkulösen Geschwürsbildungen oder Defekten nicht zu verwechseln ist. Größere Perforationen kommen dagegen bei Rhinitis sicca vor, ferner in Betrieben, wo mit Chromsäure oder mit Jod gearbeitet wird, schließlich auch bei Steinbruch- und Zementarbeitern. Hier gibt die Anamnese raschen Aufschluß. Im übrigen hat auch bei fehlender Perforation die Nase des Cocainisten oft ein etwas aufgeworfenes, verdicktes und gereiztes Aussehen, die Nasenlöcher sind vielfach chronisch entzündet.

Besteht Verdacht, daß ein Patient unter unserer Behandlung seinen Cocainmißbrauch weiter fortsetzt, so muß uns daran liegen, auch ohne daß es bei ihm zu sogenannten Rauschzuständen oder lebhaften Exzitationen kommt, uns hierüber Gewißheit zu verschaffen. Wenn das Cocain lediglich zur Beseitigung der erörterten geringen Abstinenzerscheinungen genommen wird, kommt es natürlich nicht zu irgendwelchen prägnanteren Symptomen. Immerhin können sie, wenn auch in sehr abgeschwächtem Maße auftreten. Man achte auf den wechselnden Zustand der Pupillen, besonders wenn eine Mydriasis auftritt, nachdem sich der Patient kurz zuvor entfernt hatte, besonders wenn derartige Absentierungen sich unmotiviert häufig ereignen. Man wird überhaupt gerade hier dem allgemeinen Verhalten mehr diagnostische Bedeutung als bestimmten körperlichen Symptomen beilegen müssen. Wenn der vorher starke Hunger einer Appetitlosigkeit weicht, wenn der vorher schlaflose Patient freiwillig auf Schlafmittel verzichtet, so kann das allein schon Verdacht erregen. Man bedarf, um ihn zu stützen, auch durchaus keiner positiven Euphorie, schon das Verschwinden einer unlustig-querulatorischen Stimmung, schon ein einigermaßen heiterer Gleichmut kann den Rückfall verraten, mehr aber noch die charakteristischen Nachwirkungen: ein verstärktes Auftreten der alten Beschwerden, gedrücktes Wesen, eine gewisse Scheu vor dem Arzt.

Dies führt zu einigen weiteren Momenten, denen gegenüber der Beobachter sich vielleicht weniger ärztlich als sozusagen kriminalistisch zu verhalten hat. Dabei verdient vor allem die Nase Beachtung. Häufiges Herumfingern an ihr, vermehrter Gebrauch des Taschentuchs wegen plötzlich sich einstellender vermehrter Absonderung, dann aber auch weiße Krystalle, die wiederum nach einer verdächtigen Entfernung aus dem Krankensaal an der Umgebung der Nasenlöcher und an der Oberlippe bemerkt werden und sich unter Umständen mehrere Stunden an den Härchen halten, können zum unmittelbaren Beweis führen. Man kann mit den so gewonnenen Krystallen, wenn sie nicht zu klein sind, noch besser natürlich mit dem Inhalt aufgefundener Schachteln oder Fläschchen, die in einem früheren Abschnitt erwähnten Identitätsproben anstellen.

Behandlung und Verhütung des Cocainismus.

Behandlung.

Akute Vergiftung. Innerhalb jeder chronischen Cocainvergiftung kann es zu einer akuten, bedrohlichen Intoxikation kommen, und das geschieht gar nicht so selten, wenn z. B. im Rauschstadium der Cocainist versehentlich eine Überdosierung vornimmt, gegen die er ja, wie wir gesehen haben, durchaus nicht weniger empfindlich als andere ist.

Angesichts einer akuten Cocainvergiftung ist die erste Frage, ob man dem Gift den weiteren Eintritt in den Körper verwehren kann. Hat sich der Betreffende ein größeres Quantum unter die Haut gespritzt, so wird man die betreffende Extremität abschnüren, um das Gift mit möglichster Verzögerung in die allgemeine Zirkulation gelangen zu lassen. Bei oraler Zufuhr kommt sofortige Magenausspülung, am besten mit einem starken Adsorbens, wie Tierkohle, in Betracht, außerdem Trinken von Tierkohleaufschwemmung (1 Eßlöffel auf $1/_2$ l Flüssigkeit), zweckmäßig mit 1—2 Eßlöffeln Karlsbader Salz, um das sich bildende Adsorptionsprodukt recht bald wieder aus dem Darm herauszuschaffen. Diese Maßnahmen kommen, allerdings mit noch geringerer Aussicht auf Erfolg, auch bei nasaler Applikation in Betracht, weil auch dabei immer eine gewisse Menge in den Magen hineingelangt. Bei der raschen Resorption des salzsauren Cocains wird es jedoch fast immer für alle diese Bemühungen zu spät sein. In diesem Stadium wird es vielmehr darauf ankommen, das Auftreten der drohenden Krampf- und Lähmungszustände zu verhindern oder, wo dies schon geschehen ist, die Lebensfunktionen künstlich anzufachen und in Gang zu halten.

Der ersten Forderung scheinen alle Pharmaka zu entsprechen, die die Reizbarkeit des Nervensystems herabsetzen, z. B. das Morphium. Neuerdings wird aber vor dieser Medikation gewarnt. Es hat sich nämlich bei Tierversuchen A. Hofvendahls herausgestellt, daß Morphin, vor oder nach Cocain gegeben, dessen toxische Wirkung erheblich verstärken kann, und ganz Entsprechendes gilt von dem früher ebenfalls, besonders bei schon eingetretenem Krampfstadium empfohlenen Äther und Chloroform. Übrigens kann man dies bereits aus den bei Morphiococainisten gemachten Erfahrungen her ableiten, bei deren Mischspritzen die Vergiftungssymptome keineswegs gemildert auftraten. Auf der Anschauung, daß einer durch Cocain bewirkten Gehirnanämie durch ein vasodilatatorisches Mittel entgegenzuarbeiten sei, gründet sich die Behandlung mit Amylnitrit, die jedoch ebenfalls an Boden verliert. Man hat eine ganze Reihe von Mißerfolgen erlebt und kann diese vielleicht auch daraus verstehen, daß Amylnitrit selbst (vgl. Lewin) Erscheinungen machen kann, die ganz in der Richtung der Cocainintoxikation liegen: Hitzegefühl, Herzklopfen, Kopfschmerzen, Schwindelgefühl, Zittern, Parästhesien, gesteigerte psychische Erregung, Heiterkeit, optische und akustische Halluzinationen.

Günstige Wirkungen werden dagegen von einigen Schlafmitteln berichtet. A. Hofvendahl (Versuche auch an Affen) konnte nämlich die Wirkung einer sicher tödlichen Cocaindosis durch Chloralhydrat, durch Scopolaminum hydrobromicum und durch Veronal aufheben, wobei sich Veronal als weit überlegen erwies. Ja, es gelang sogar, den bereits eingetretenen Cocainkrampf durch intravenöse Injektion des Veronalderivates Somnifen (0,8 g) zu paralysieren, das auch bei der akuten Intoxikation beim Menschen wirksam befunden wurde und durch eine intramuskuläre oder intravenöse Injektion einer Auflösung von 1 g Veronalnatrium in 20 ccm steriler physiologischer Kochsalzlösung ersetzbar ist. Daß manche Cocainisten auf Grund eigener Erfahrungen das Veronal zwecks Coupierung des Rauschstadiums anwenden, haben wir bereits erwähnt.

K. Mayer hat am Frosch eine antagonistische Chlorcalciumwirkung (welcher eine synergistische Kaliumwirkung entspricht) beobachtet. Er empfiehlt daher zur Behandlung der Cocainvergiftung beim Menschen eine langsam auszuführende intravenöse Injektion von 5—10 ccm einer 10%igen Calciumchloridlösung, was sich praktisch auch in der Tat schon bewährt hat (Fabry).

Ist bereits das Lähmungsstadium eingetreten, droht Atemstillstand, worauf prämonitorisch Cheyne-Stokesscher Atemtyp hinweisen kann, so kommt jetzt neben der Verwendung von Exzitantien alles auf ein regelrechtes Inganghalten der Atmung an.

In dem schon früher erwähnten Fall von Bohne (vgl. S. 34) hatte Amylnitrit nicht die geringste Wirkung. Nicht weniger als 4 Stunden hintereinander wurde mit Hilfe der Feuerwehr künstliche Atmung durchgeführt. Nachdem die spontane Respiration sich einigermaßen wiederhergestellt hatte, kam es nach weiteren 6 und nochmals nach weiteren 27 Stunden abermals zu einem Nachlassen, das wiederum mehrstündige künstliche Atmung erforderlich machte, bis endgültige Besserung eingetreten war.

Da es selbst nach der Erholung von der akuten Giftwirkung noch zu mancherlei üblen Nachwirkungen kommen kann, bedarf ein Fall von akuter

Cocainvergiftung unbedingt der Krankenhausbehandlung und dort, wegen der zuweilen eintretenden Erregungszustände, der sorgfältigsten Überwachung.

Man wird gut tun, an die Behandlung einer derartigen akuten Intoxikation, die so oft Cocainisten betreffen wird, eine Entziehungskur unmittelbar anzuschließen.

Chronische Vergiftung. Bei der Behandlung des chronischen Cocainismus ist zunächst darauf hinzuweisen, daß sich aus dem Mangel einer Gewöhnung im Sinne einer wirklichen Umstimmung des Organismus, einer Toleranzsteigerung, nicht nur als Folgerung eine günstigere Prognose der Entwöhnung ergibt, sondern auch Ziel und Art der Behandlung eine andere sein kann als etwa beim Morphinismus. Es kommt nämlich hier noch viel mehr als dort auf eine psychische Beeinflussung an, die zeitlich nicht zu kurz bemessen sein darf und auch über die Dauer der klinischen Behandlung hinausgehen muß.

Der Cocainist wird entweder in gänzlich erschöpftem Zustand, am Ende seiner körperlichen und finanziellen Kräfte dem Krankenhaus überwiesen, oder er kommt mit dem ausgesprochenen Wunsche, sich einer Entwöhnungskur zu unterziehen. Man denke auch bei dem letzteren Umstande daran, daß er sich (sozusagen „auf alle Fälle") Cocain mitbringt und kontrolliere daraufhin seine Sachen, seine Briefe und besonders seine Besuche, denen man fürs erste am besten den Zutritt untersagt, und bewache nicht zuletzt das eigene Pflegepersonal, an das sich die Cocainisten gern um Wiederbeschaffung ihres Giftes wenden.

Die Entziehung selbst kann und soll eine brüske sein, und es ist auch sinnlos, den Patienten, wie das geschehen ist, durch andere bitter schmeckende Pulver mystifizieren zu wollen. Lediglich bei dem mit viel stürmischeren Symptomen einhergehenden Spritzcocainismus ist Erlenmeyer so verfahren, daß er bei Dosen, die 1 g überschritten, in 2 Absätzen entzog, die erste Hälfte des gewohnten Quantums sofort, die andere nach 2—3 Tagen. Bei Morphiococainisten empfiehlt er, zunächst das Cocain wegzulassen, dabei unter Umständen die Morphindosis zu steigern, dann erst die Morphinentziehung einzuleiten, und zwar vorsichtig, weil gerade Morphiococainisten leicht kollabieren sollen. Bettruhe ist für die ersten Wochen selbstverständlich. Bei innerer Unruhe kann man sich vorteilhaft über den Tag verteilter kleinerer Bromdosen bei salzarmer Diät bedienen; prolongierte warme Bäder, natürlich unter Aufsicht, werden meist als sehr wohltuend empfunden. Bei eingenommenem Kopf kann eine Kombination von Pyramidon mit Coffein vorteilhaft wirken. Zur Nacht werden zunächst noch Schlafmittel notwendig sein, als dessen wirksamstes wir außer Chloralhydrat das Luminal fanden. Morphin ist ganz auszuschließen. Aber auch bei den anderen Medikamenten verfahre man zurückhaltend und sorge für Abwechslung, da es sich ja meist um im weitesten Sinne toxikomanische Patienten handelt. (In der Tat haben wir z. B. unter unseren Patienten wiederholt gieriges Verlangen nach Veronal beobachtet.) Sorgfältige Überwachung des Patienten wegen der Möglichkeit passagerer nächtlicher Halluzinationen ist notwendig. Reichliche Nahrungszufuhr, der ja auch die meist außerordentliche Eßlust entgegenkommt, muß den Ernährungszustand rasch zu heben suchen und kann wesentlich dazu beitragen, eine gewisse genügsame Schläfrigkeit zu erzeugen.

Sehr wichtig und für den Erfolg der ganzen Kur maßgebend ist die persönliche Bemühung um den Patienten. Die ersten Tage gehen in der Regel ganz gut vorüber, indem sie meist schlafend verbracht werden, schon weil für die durch das ungeregelte Leben der Patienten zustande gekommene akute Erschöpfung jetzt das künstliche Stimulans fehlt. Mit der beginnenden Erholung wird dann oft erst wieder das Bedürfnis nach dem gewohnten Gifte wach, ohne daß der Patient schon weit genug wäre, sich selbst, etwa durch Lektüre, auf andere Gedanken zu bringen. Es ist wichtig, ihn dann durch Unterhaltung, Brettspiel und dergleichen nach Möglichkeit abzulenken und aufzuheitern und ihn jetzt schon immer mit dem Neuaufbau seiner zukünftigen Existenz zu beschäftigen. Wie beim Alkoholismus ist auch hier die hypnotische Behandlung vorgeschlagen worden. So berichtete Neutra von guten Erfolgen bei Morphiococainisten, die schon nach wenigen Tagen ohne jedes Verlangen gewesen sein sollen. Eigene Erfahrungen fehlen uns. Die in der Diskussion nach dem Vortrage von Neutra allseitig vorgebrachten skeptischen Bemerkungen erscheinen uns jedoch sehr berechtigt. Die erwähnten Fälle sind nämlich außerhalb der Anstalt behandelt und also nicht genügend kontrolliert worden. Ob überhaupt gerade die Hypnose eine geeignete Form der natürlich reichlich auf den Kranken zu verwendenden Suggestion darstellt, möchten wir bezweifeln. Der Kranke bedarf einer starken Leitung, er soll aber möglichst nicht das Bewußtsein haben, in eine neue Abhängigkeit geraten zu sein. Alle Pläne, Entschlüsse usw. müssen von ihm selbst ausgehen und ihm vindiziert werden.

Meist wird neben dem Cocainismus und seinen unmittelbaren Folgen eine allgemeinere Behandlungsbedürftigkeit bestehen. Ist die Arbeitsfähigkeit wieder hergestellt, so ist es gut, den oft ganz unsicher gewordenen Patienten durch Zuweisung kleinerer, kontrollierbarer Beschäftigungen im Anstaltsbetrieb ein gewisses Selbstvertrauen wiederzugeben oder zu stärken. Ein Ausgang, ein Urlaub, zunächst mit Begleitung, später allein, muß in gleicher Richtung wirken. (Daß das unter Umständen ein Wagnis ist, das ja aber doch einmal unternommen werden muß, zeigt unser Fall C. H., der bei einem solchen Urlaub nach 8 Wochen guter Bewährung rückfällig wurde.) Ob man, um die Festigkeit des Patienten zu erproben, ihm einmal fingierterweise irgendein weißes Pulver anbieten läßt, kann nur von Fall zu Fall entschieden werden. Immer übrigens muß man sich hüten, den gerade hier oft betätigten Dissimulationen zum Opfer zu fallen, sich etwa eine Sicherheit und Unanfechtbarkeit vorspiegeln zu lassen, die in der Tat gar nicht besteht.

Die energischste und sorgfältigste Anstaltsbehandlung würde aber illusorisch sein, wenn es nicht gelänge, die Zukunft des Patienten zu sichern, ihm eine neue Umgebung anzuweisen, einen Posten, auf dem er sich nützlich fühlt, und ihn dort im Auge zu behalten. Eigentlich bedarf jeder dieser meist haltlosen, anlehnungsbedürftigen Kranken eines besonderen Schützers, der ihn nicht nur gesundheitlich, sondern auch wirtschaftlich und familiär zu sanieren sucht.

Die einsichtigeren Cocainisten wissen selbst, daß dies eigentlich der wichtigste, aber auch der schwierigste Punkt der ganzen Behandlung ist. Gerade wegen des „infektiösen" Momentes der Cocainomanie muß eine dauernde Isolierung von dem alten Milieu angestrebt werden. „Solange ich von Koks nichts höre, habe ich auch kein Verlangen danach," äußerte einer unserer jungen Patienten, der über 8 Monate vollkommen abstinent in einer holländischen Hafenstadt gearbeitet hatte, bei seiner Rückkehr nach Berlin aber durch die Vereinigung mit seinem ehemaligen Freundeskreis auch sogleich wieder ans Cocain geriet.

Diese Leute müssen viel arbeiten und gut verdienen. Sie müssen so viel arbeiten, daß sie abends müde sind, und so viel verdienen, daß sie sich auch Vergnügungen leisten können und ihr neues Leben ihnen mehr bietet und sie fester hält als ihr früheres. Es kann gar nicht genug betont werden, daß man ihnen eine Art **Ersatz** bieten muß, um Erfolg zu haben. Natürlich ist auch die Schaffung einer bloßen materiellen Sicherheit an sich schon wichtig genug, da es für den Cocainisten nächst der Berührung mit seinem alten Kreis keine größere Gefahr gibt als wirtschaftliche Misere, die ihn fast mit Sicherheit dem Cocain wieder zuführen wird.

Rezidive sind, wie schon früher bemerkt, selbst bei Befolgung all dieser Maßnahmen, noch häufig genug, und dann ist der Cocainist oft nicht mehr geneigt, sich einer erneuten Kur zu unterwerfen. Zuweilen hilft es, wenn man ihm eine schlechte Prognose stellt, wenn man beispielsweise dem an Skotomen oder Amblyopie Leidenden bei Weitergebrauch des Giftes eine völlige Erblindung voraussagt, aber auch eine derartige Warnung wird oft nichts ausrichten.

Es wäre in solchen Fällen sehr wünschenswert, durch das Verfahren der **Entmündigung** auch das Recht zu einer Unterbringung des Cocainisten wider seinen Willen zu erhalten. Doch gibt das Bürgerliche Gesetzbuch hierzu nur in bestimmten Fällen eine Handhabe.

Nach § 6 BGB. kann entmündigt werden „1. wer infolge von Geisteskrankheit oder Geistesschwäche seine Angelegenheiten nicht zu besorgen vermag; 2. wer durch Verschwendung sich oder seine Familie der Gefahr des Notstandes aussetzt; 3. wer infolge von Trunksucht seine Angelegenheiten nicht zu besorgen vermag oder sich oder seine Familie der Gefahr des Notstandes aussetzt oder die Sicherheit anderer gefährdet". Der von Absatz 1 und 2 geforderte Tatbestand dürfte nur in wenigen Fällen von Cocainismus als voll zutreffend anerkannt werden. Es müßte nach **Cramer** die Möglichkeit einer Entmündigung analog der bei Alkoholismus auch auf Morphinisten und Cocainisten ausgedehnt werden können, das um so mehr als das BGB. im § 827 neben geistigen Getränken auch „ähnliche Mittel" anführt, die in gleicher Weise wie der Alkohol ein zentral wirkendes Gift darstellen. Es muß dies besonders bemerkt werden, weil (vgl. **Cramer**, l. c., S. 96) eine krankhafte Störung der Geistestätigkeit selbst in Verbindung mit **Gemeingefährlichkeit** noch keinen Grund zur Entmündigung bildet, solange Handlungsfähigkeit besteht. Nach **österreichischem** Recht kann entmündigt werden, wer wegen gewohnheitsmäßigem Mißbrauch von Alkohol oder von **Nervengiften** sich oder seine Familie der Gefahr des Notstandes preisgibt oder die Sicherheit anderer gefährdet. Eine Aufschiebung der Entmündigung ist möglich, wenn sich der Betreffende 6—12 Monate einer Heilbehandlung in einer Entwöhnungsanstalt unterzieht, über deren Art und Dauer gerichtlich entschieden wird. Auch nach **Genfer** kantonalem Gesetz, das vielleicht als Grundlage einer allgemeinen schweizerischen Gesetzgebung auf diesem Gebiete dienen wird, können Süchtige zwangsweise in eine Heilanstalt gebracht werden. De lege ferenda ist es sehr zu bedauern, daß die in dem Vorentwurf zum neuen deutschen Strafgesetzbuch geplante Bestrafung der selbstverschuldeten Trunkenheit und die Möglichkeit, den Trinker zwangsweise in Anstaltsgewahrsam zu bringen, für andere Rauschgifte nicht vorgesehen ist (vgl. hierzu E. **Schultze**).

Verhütung.

Noch wichtiger als alle therapeutischen Bemühungen sind — was wohl keiner Begründung bedarf — die **vorbeugenden Maßregeln.**

Hierzu muß man sich über die Wege klar sein, auf denen das Cocain in unberufene Hände gelangt. Wir können dabei auf die früher gemachten Auseinandersetzungen zurückgreifen und zunächst zwischen den formal legitimen und den illegitimen Wegen unterscheiden.

Zunächst sind diejenigen gefährdet, die das Cocain leicht verfügbar zur Hand haben: Ärzte, Zahnärzte, Apotheker und ihr Personal. Gerade sie stellten und stellen ein nicht geringes Kontingent der Cocainisten dar. Einen ohne weiteres wirksamen Schutz gibt es hier nicht. Man kann nur sagen, daß neben einer gewissen Vorsicht in der Berufswahl, in dem Maße, in dem das Gift geringere Anwendung findet, die Intoxikationsgefahr geringer wird, wie dies, um ein Beispiel zu nennen, etwa bei uns für Cannabis der Fall ist.

Es ist nun Sache der Ärzte, das Indikationsgebiet eines solchen Mittels nach Möglichkeit einzuschränken, und ganz allgemein kann nach den Mitteilungen großer chemischer Fabriken ein erheblicher Rückgang im Verbrauch des Cocains verzeichnet werden, was allerdings weniger auf seine Gefahren in der medizinalen Anwendung als auf seine Kostspieligkeit zurückzuführen ist. Im Dezember 1922 betrug nämlich der Preis von Cocain fast das 6000fache des Friedenspreises, während z. B. das Morphin nur um das 2000fache gestiegen war. Nach sicherer Schätzung ist der medizinische Cocainbedarf im Deutschen Reich in den letzten Jahren um wenigstens ein Viertel zurückgegangen.

Der medizinale Ersatz durch das Novocain und andere anästhesierende Medikamente, besonders in der Chirurgie, kann durch das Beispiel eines großen Berliner Krankenhauses illustriert werden. Dort wurden in den Jahren 1914 bis 1917 3060 g Cocain und 630 g Novocain verbraucht. In den folgenden vier Jahren 1918—1921 war die Cocainmenge dieselbe geblieben (3100 g). Die Novocainmenge für diesen Zeitraum betrug jedoch 1745 g, also deutlich ein relativer Rückgang des Cocains, wenn man berücksichtigt, daß die Krankenziffer innerhalb dieses Zeitraums gestiegen ist.

Trotzalledem muß bemerkt werden, daß die Indikationen zur Anwendung des Cocains noch zu weit gestellt werden. In der internen Praxis, allerdings weniger bei uns als in den anglo-amerikanischen und romanischen Ländern, wird es noch heute als Nervinum, und zwar ebensowohl als Stimulans und Tonicum wie als Sedativum empfohlen, was auch in den Pharmakopöen der betreffenden Länder zum Ausdruck kommt. Aber auch bei uns wird Cocain noch bei Magenneurosen, beim Vomitus gravidarum, beim Keuchhusten, Asthma, bei Angina pectoris, bei tabischen Krisen, beim postnarkotischen Erbrechen, bei Seekrankheit verordnet, also in Fällen, in denen es sich sehr wohl ersetzen ließe, z. B. durch Anästhesin. Wie sorglos manche Ärzte vorgehen, zeigt sich in einer neuerlichen Empfehlung, bei der Migräne der Frauen 2—3mal wöchentlich Nasenpinselungen mit Cocain-Suprarenin, zunächst ein Vierteljahr lang (!) vornehmen zu lassen. Hingewiesen sei hier auch auf den Mißbrauch mit dem Morphin-Cocainpräparat Trivalin, vor dem auch amtlich gewarnt worden ist, das ebenfalls schon in vielen Fällen unheilvolle Wirkungen hatte (F. H. Mueller). Die Gefährlichkeit liegt ja überhaupt viel mehr in der fortlaufenden Verordnung, bei welcher der Patient das Mittel in die Hand bekommt, als in der gelegentlichen, allerdings auch sehr häufig vermeidbaren Verwendung bei chirurgischen Eingriffen. Diese Verwendungsart geschieht ja meist unter Bedingungen und in Situationen, an die eine Fortsetzung zu genußsüchtigen Zwecken kaum anknüpfen wird. Jene Gelegenheiten aber, wo das Cocain zum bequemen, schnell verfügbaren Betäubungsmittel geworden ist, sind um so bedenklicher, als es sich, wie schon in den oben erwähnten Beispielen, sehr oft um Überempfindlichkeiten auf nervöser Grundlage handelt.

Ganz besonders trifft das auf die sehr verbreitete Medikation bei Heuschnupfen
zu. Wir kennen mehrere Fälle, wo im Anschluß an die Verordnung von Nasensprays oder Nasenpinselungen mit ihrer meist sofort befreienden Wirkung der
Cocaingebrauch auch nach der Gräserblüte weitergetrieben wurde. Gerade die
Krankheitsgruppe der exsudativen Diathese, wie auch die weitere Gruppe
der vegetativen Neurosen scheint besonders cocainempfindlich oder -empfäng-
lich zu sein. Ähnlich liegen die Bedingungen bei chronischem Rachenkatarrh,
bei Nasenpolypen und dergleichen. Freigiebiger dürfte man eher schon bei
tuberkulösen Laryngitiden, die ja ein großes Anwendungsbereich bilden, vorgehen.

In der sonstigen laryngologischen und rhinologischen Praxis wird das Cocain
im allgemeinen ungern vermißt.

Immerhin können auch hier als prophylaktisch alle jene Bestrebungen gewertet werden,
die auf Grund potenzierender Wirkungen von Arzneikombinationen mit geringeren Cocainmengen in der therapeutischen Praxis auszukommen suchen. So fanden Kochmann und
Zorn, daß Kombinationen von Cocain mit Kalium sulfuricum oder mit Kalium chloratum
bei subcutaner Zufuhr potenzierend wirken. C. Hirsch konnte auch bei der Oberflächenanästhesie diese Kombination cocainsparend verwenden.

Im gleichen Sinne hat Zeemann hypertonische Traubenzuckerlösung zwecks Ver-
längerung und Verstärkung der anästhesierenden Wirkung benutzt. Über Cocainersatz
durch Antipyrin- und Chininlösungen und über Beschränkung des Cocains lediglich auf die
Kehlkopfanästhesie, hier jedoch unter Verwendung weniger konzentrierter Lösungen als der
üblichen, hat Erler berichtet, ferner Engelhard und Ruprecht. Daß die Cocainwirkung
durch Adrenalin nicht bloß im Sinne einer längeren Fixation am Applikationsort verstärkt
wird, sondern auch abgesehen davon ganz unmittelbar, hat Esch nachgewiesen.

Die Chirurgie, die Ophthalmologie und Zahnheilkunde haben sich von Cocain
immer unabhängiger gemacht, so daß hervorragende Fachleute es auf diesen
Gebieten überhaupt nicht mehr anwenden. Wenn auch hier eine noch weiter-
gehende Einschränkung anzustreben ist, so geschieht das weniger wegen der
unmittelbaren Gefahr, dem Cocainismus neue Anhänger zu werben, als vielmehr
aus allgemeinen, noch später zu erörternden Gründen. Darin sind jedenfalls
alle Disziplinen, auch die Rhino- und Laryngologen einig, daß eine Notwendigkeit, das Cocain aus der Hand zu geben, es dem Patienten zur Verfügung zu
stellen, überhaupt nicht besteht.

So hob noch neuerdings in der Diskussion zu dem Bericht von E. Joël in der Berliner
Medizinischen Gesellschaft v. Eicken ausdrücklich hervor, daß man, wo es sich um An-
ästhesierung größerer Schleimhautflächen handelt, wie bei der Tracheobronchoskopie, auch
bei besonderer Reflexerregbarkeit durch vorherige Brom-, Morphium- oder Scopolamin-
gaben mit 1—2 dünnen Wattepinseln von etwa 5—10%iger Cocainlösung auskommen
könne. Versprayung halte er in jedem Falle für völlig überflüssig. Bei Heuschnupfen
könne man Ätzungen mit Trichloressigsäure versuchen, irgendein Anlaß, den Patienten
Cocain ad usum zu verschreiben, bestehe nicht, es müsse vollkommen für das Behandlungszimmer des Arztes reserviert bleiben. Bei der gleichen Gelegenheit betonte auch Meissner
vom augenärztlichen Standpunkt aus, daß Cocain unter den häuslichen Medikamenten nicht
enthalten sein dürfe.

Bis vor einiger Zeit war es noch möglich, daß das Cocainrezept, soweit es
äußerlichen Gebrauch des Mittels vorsah, die Formel „ad libitum repetetur"
trug, was ja für besonders disponierte und widerstandlose Patienten geradezu
eine Anregung zu fortgesetzter Beschaffung enthielt. Es sind uns Fälle bekannt
geworden, in welchen Ärzte ein aus Cocain und Borsäure bestehendes Schnupf-
pulver in dieser Weise verordnet haben und dann den zum Cocainisten gewordenen Patienten, der ja dann ihrer nicht mehr bedurfte, ganz aus den Augen

verloren. Seit dem Herbst 1922 ist die wiederholte Abgabe von Cocainzubereitungen, in welchen es in mehr als 0,03 g vorkommt, für sämtliche Länder des Deutschen Reiches verboten.

Daß noch heute zuweilen Cocain zur Bekämpfung des Morphinismus gegeben wird, wodurch fast mit experimenteller Sicherheit Cocainisten erzeugt werden, beweisen mehrere unserer Fälle.

Handelt es sich bisher immer um die allzu liberale oder geradezu fahrlässige Verschreibung von Cocain für Personen, die noch nicht Cocainisten sind, so kommt es gar nicht selten vor, daß Cocainisten sich mit dem Bekenntnis ihrer Leidenschaft zwecks Erlangung eines Rezeptes an Ärzte wenden, welche, in der irrigen Besorgnis, es möchte bei seiner Versagung zu schweren Abstinenzerscheinungen kommen, es ihnen ohne weiteres ausstellen. Daß es auch vereinzelte heruntergekommene Ärzte gibt, die gegen Entgelt Rezepte für Cocainisten ausschreiben und erneuern, sei hier ebenfalls erwähnt.

Sind solche Cocainisten einmal im Besitz einer derartigen Verschreibung, so ziehen sie mit ihr bisweilen von Apotheke zu Apotheke, ja sie reisen tatsächlich mit ihr herum, und hiermit kommen wir nun zu einem Verschulden der betreffenden Apotheker, denn Cocain gehört ja zu jenen Mitteln, die nur auf jedesmal erneute ärztliche Anweisung zum inneren Gebrauch verabfolgt werden dürfen.

Hier mag es sich jedoch noch um bloße Fahrlässigkeit handeln. Ebenso auch in jenen, jetzt sehr häufigen Fällen, in denen der Cocainist oder sein Händler, die Unterschrift eines Arztes fälschend oder meist fingierend, die Substanz „ad usum proprium" oder „ad manus medici" aufschreibt und in welchen es der Apotheker unterläßt, dem ihm bekannten Namen oder der ihm unbekannten Handschrift genauer nachzuforschen. Hiergegen tritt das Rezept, das die Verschreibung für einen Patienten fingiert, ganz zurück, da ja dabei die übliche Form die einer Zubereitung darstellt. Ob bei derartigen Verabfolgungen wirklich immer bona fides vorliegt, ist schwer zu entscheiden. Jedenfalls gibt es genug Apotheker, die sich unter solchen, immerhin verdächtigen Umständen mit dem Arzt in Verbindung zu setzen suchen, zumindest nach seiner Adresse fragen (in Italien ist Angabe der ärztlichen Wohnung obligatorisch) und dadurch den Rezeptfälschern ihr Handwerk erschweren. Man sollte erwägen, ob dieser Gebrauch nicht irgendeine gesetzliche Form finden könnte. Da Cocain in Substanz eigentlich ausschließlich für das ärztliche Behandlungszimmer in Betracht kommt, sollte man noch einen Schritt weitergehen und eine Verabfolgung nur an die in dem bestimmten Stadtdistrikte wohnhaften Ärzte zulassen. Auf diese Weise würde die Verordnung eines dem Apotheker unbekannten Arztes überhaupt nicht zur Ausführung kommen und es wären für die Großstadt die natürlich gegebenen Verhältnisse des kleinen Ortes geschaffen, in welchem ohne Böswilligkeit des Apothekers ja ebenfalls durch gefälschte Rezepte kaum Cocain erhältlich ist[1]).

---

[1]) Im Anschluß an den erwähnten Vortrag von Joel in der Berl. Med. Gesellschaft (Februar 1923) hat der Hauptverband deutscher Ortskrankenkassen die hier vorgeschlagenen Verhütungsregeln sich zu eigen gemacht und ist mit einer entsprechenden Eingabe an den Reichsminister des Innern herangetreten (Pharmazeut. Zeit. 1923, 501). — Auch die von amtlicher Stelle empfohlenen numerierten Rezeptformulare auf besonders gefärbtem Papier dürften eine zweckmäßige Verhütungsmaßregel darstellen.

Durch die empfehlenswerte Maßnahme der Rezeptaufbewahrung seitens der Apotheker als jederzeit nachzuweisende Belege für die Verwendung der ihnen durch die Opiumstelle zugewiesenen Quantitäten würde jedenfalls diese Art des Betruges nicht gefaßt werden, da er sich eben der Rezeptform bedient. Wohl aber könnte hierdurch der rezeptlosen Abgabe von Cocain, wie sie ganz zweifellos von einer gar nicht geringen Anzahl von Apothekern oder Apothekenangestellten geübt wird, entgegengetreten werden, natürlich auch nur unter der Voraussetzung, daß dieses Cocain durch Vermittlung der gesetzlichen Zentrale und Kontrollstelle für die gesamte Einfuhr, Herstellung und Verbrauch des Cocains, also der Opiumstelle und nicht auf Schleichwegen bezogen worden ist. (Die Opiumstelle, die den Verkehr mit Opium, den Opiumalkaloiden und Cocain regelt, mit dem Sitz in Berlin ist dem Reichsgesundheitsamt unterstellt.) Selbstverständlich kann auch dann noch durch fälschliches Abwägen, Zubereitung weniger konzentrierter Lösungen von dem legal bezogenen Cocain genug für mißbräuchliche Zwecke abgespart werden. Notwendig wäre bei einer etwaigen Anordnung zur Aufbewahrung der Rezepte natürlich die Kopierpflicht für die heute die Mehrzahl bildenden Kassenrezepte, welche ja an die Krankenkassen weitergegeben werden. Dentaldepots, die Lieferungsanstalten für die Zahnärzte, dürfen Cocain weder erwerben, noch veräußern. In den immer seltener werdenden Fällen, in welchen Zahnärzte ohne Cocain nicht auszukommen glauben, können sie dies ebensowohl von Apotheken beziehen. Zu erwägen wäre ferner die Einführung besonderer amtlich ausgegebener Rezeptformulare mit Durchschlagblättern zur Ablieferung an die Überwachungsbehörde für Narkotica, was sich in Nordamerika (Harrison law) bewährt haben soll. Daß von Tierärzten für ihre Zwecke ausgestellte Rezepte beliebig oft wiederholt werden dürfen, müßte verboten werden, nachdem sich herausgestellt hat, daß die Fälscher jetzt gerne tierarzneiliche Rezepte nachahmen.

Von einer derartigen Regelung wären allerdings auch nur Cocainisten bzw. deren Händler betroffen, die sich der Apotheken betrügerisch bedienen. Vielfach sind aber die Apotheken an dem Cocainhandel in jeder Form völlig unbeteiligt. Die Herkunft dieses Cocains ist schwer zu ermitteln. Aus verschiedenen Gerichtsverhandlungen weiß man, daß es sich um Veruntreuungen seitens der Angestellten großer Fabriken und um Diebstähle Fremder handelt. Die Bekämpfung all dieser, oft außerordentlich raffiniert angelegten Vergehen ist schwierig; für ihre Besprechung ist, da es sich dabei um allgemein kriminalistische Maßnahmen handelt, hier kein besonderer Anlaß. Zuweilen werden von den „Großhändlern" Auslandskäufe fingiert, um auf diese Weise größere Mengen zur Verfügung zu haben, die teils über die Grenzen geschmuggelt, teils aber im Inland abgesetzt werden (vgl. hierzu Rehwald). Ein wirksamer, von manchen Firmen in allen verdächtigen Fällen geübter Schutz besteht darin, dem Käufer den Nachweis einer amtlichen Einfuhrerlaubnis seines Landes aufzugeben.

Wenden wir uns nun der Bekämpfung des Kleinhandels zu, gleichgültig, ob er seine Ware auf diesem oder jenem Wege bezogen hat, so möchten wir zunächst glauben, daß die durch das Opiumgesetz vorgesehene Strafe für den illegalen Cocainverkauf eine angemessene ist und daß hier — wie überall im Schleichhandel — Strafverschärfungen in der Regel Erhöhungen der Risikoprämien zur Folge haben, die die Verbraucher schließlich auch bezahlen werden, kurzum daß der abschreckende Faktor einer schweren Strafbemessung nur gering zu veranschlagen ist. Das Hauptgewicht im Kampf gegen den Cocainmißbrauch muß immer auf der Erschwerung der Cocainbeschaffung liegen. Immerhin dürfte es sich bei der Gemeingefährlichkeit des Cocainhandels, der ja nicht nur ein bereits vorhandenes Bedürfnis zu befriedigen, sondern zur Sicherung immer weiterer Absatzgebiete neue Bedürfnisse zu wecken trachtet, empfehlen, in Wiederholungsfällen empfindlichere Strafen zu verhängen. Es kann überhaupt nicht genug darauf hingewiesen werden, daß die Händler von ihrem gewinnbringenden Gewerbe nicht leicht lassen werden. Zur Prognostik des ganzen Cocainabusus ist es wichtig, sich vorzustellen, daß eine gewisse Anzahl von Leuten — in diesem Sinne — vom Cocain leben. Daß auch das Angebot des Giftes bereits strafwürdig ist, zumal der gerichtliche Nachweis eines Angebotes viel leichter zu erbringen ist als der eines tatsächlichen Verkaufes, erscheint uns durchaus gerechtfertigt, ebenso wie auch die Bestrafung des unerlaubten Besitzes von Cocain, womit auch der üblichen Ausrede, es geschenkt bekommen zu haben, begegnet wird. Durchaus wünschenswert finden wir erhöhte Strafen für Apotheker, die Cocain rezeptfrei abgeben sowie für Ärzte, die es aus gewinnsüchtigen Gründen verschreiben. Auch möchten wir uns für verschärfte Strafen bei Verkauf an Minderjährige (vgl. Italien, Canada) aussprechen, und zwar nicht nur für Freiheitsstrafen, sondern auch für hohe Geldbußen. Im Kanton Genf sind für Wiederholungsvergehen doppelt hohe Strafen, für Ärzte, Apotheker von vornherein dieses Strafmaß vorgesehen. Die Frage, ob Suspendierung von ihrer Tätigkeit, Schließung von Apotheken, wie es z. B. ein inzwischen Gesetz gewordener Entwurf der italienischen Regierung vorsieht, die Betroffenen nicht geradezu auf den Weg des Schleichhändlertums führt und ob nicht deshalb lieber eine verschärfte Aufsicht statt Schließung des Betriebes eintreten sollte, möchten wir hier nur berührt haben. Wichtig erscheint uns auf alle Fälle, durch Bekanntgabe der betreffenden Fälle in geeigneter Form eine eindrucksvolle Abschreckungspolitik zu treiben. Schließlich ist die Aufhebung von Cocainlokalen, wenn wiederholte vorherige Verwarnung ergebnislos verlief, angezeigt, besonders aber ist die Konzessionserteilung für solche Lokale in allen zweifelhaften Fällen mit größter Zurückhaltung zu handhaben.

Dahingegen möchten wir von einer zuweilen geforderten Aufklärungspropaganda z. B. in den Tageszeitungen und im Film entschieden abraten. Ganz abgesehen davon, daß sich die Presse, sobald sie sich dieser Dinge bemächtigt, in der Regel sie sachlich falsch berichtet und feuilletonistisch ausarbeitet, würde selbst bei einer angemessenen Darstellungsweise, bei einer großen Anzahl jugendlicher Psychopathen eher die Neugierde und das Sensationsbedürfnis geweckt werden. Man muß sich darüber klar sein, daß gerade die Vorhersage krankmachender Giftwirkungen auf viele dekadente Personen einen verlockenden Reiz hat. Dagegen erscheint eine bessere Aufklärung der Ärzteschaft sehr erwünscht. Es gehört übrigens auch zu den vorsorgenden Aufgaben des Staates, worauf besonders Hahn hinweist, eine vernünftige Genußmittelpolitik zu treiben, in dem Sinne, daß harmlose Genußmittel billiger erhältlich sind als die gefährlichen.

Es wäre hier noch der Vorschlag zu erwähnen, den Cocainlösungen zur Verhütung von Verwechslungen eine blaue Farbe zu geben (analog der roten

Farbe der Sublimatpastillen). Die gleichzeitig gehegte Erwartung, den Cocainisten durch diese Färbung ihren Genuß zu verleiden, indem sie sich durch
blau gefärbte Nasenlöcher und Schnupftücher jedermann erkenntlich machen,
dürfte irrig sein, indem erstens die Substanz sich nur sehr schwach färben läßt,
infolgedessen auch die Sekrete der Nase sich wenig tingieren, vor allem
aber der Cocainist diesen Umstand mehr von der komischen Seite aufzunehmen
geneigt wäre und sich jedenfalls so leicht nicht von seinem Gift abbringen ließe.

Wenn wir uns vorhin fragten, wie die ärztliche Verwendung des Cocains
eingeschränkt werden kann, um ganz generell die Berührungsmöglichkeiten
mit diesem Gift auf ein Minimum zu reduzieren, so möchten wir schließlich
nochmals von einer anderen Seite an die gleiche Frage herantreten. Es zeigte
sich bereits im Verlauf unserer Ausführungen ein ganz grundlegender und
folgenreicher Unterschied zum Morphin. Kraepelins bekanntes Wort „ohne
Ärzte kein Morphinismus" trifft für den modernen Cocainismus nur in sehr
geringem Umfang zu. Die Verbindungen zwischen medizinischer Praxis und
Cocainismus sind heute viel lockerer als früher. Einen Morphinismus wird
es geben, weil und solange sich die Therapie der Opiate bedienen muß. Für
den Cocainismus fehlt eine entsprechende Begründung, ja der medizinische
Konsum des Cocains geht dauernd zurück, während der außermedizinische
zweifellos gestiegen ist.

Ebenso wie jede Nachfrage durch ein Angebot befriedigt zu werden pflegt,
ebenso ist für unseren Gegenstand in Betracht zu ziehen, daß auch ein Angebot
sich seine Nachfrage selber schafft, auch wenn dieses Angebot nicht so öffent-
lich zutage liegt wie auf anderen Gebieten. Unsere großen chemischen Werke
spielen völlig unverschuldet die eigentümliche Rolle, einen Teil ihrer Ware
für die Cocainisten nicht nur des Inlandes, sondern auch des Auslandes herzu-
stellen, denn es gehen ständig große Posten des Alkaloids über die Grenzen,
die dort zu unlauteren Zwecken Verwendung finden. Diesen Zuständen ein
Ende zu machen, wäre es die dringendste Aufgabe, auf internationaler Grundlage eine Kontingentierung in der Einführung der Cocablätter und des Roh-
cocains vorzubereiten und hierzu zunächst einmal möglichst genaue Bedarfs-
ziffern festzustellen. Als Grundlagen zu derartigen Erhebungen könnte gelten,
daß die Summe der durch Import und Produktion vorhandenen Cocainmenge,
vermindert um das exportierte Cocain, den Verbrauch darstellt, und zwar den
legalen wie den illegalen. Die Differenz zwischen den Mengen des Total-
verbrauchs und des medizinischen Verbrauchs würde die zu mißbräuchlichen
Zwecken verwendete Cocainmenge ergeben, wobei unter Mißbrauch eben jeder
nicht medizinische Gebrauch verstanden ist (Anselmino). Die Vorarbeiten
zu solchen Feststellungen hat eine besondere Kommission des Völkerbundes
(laut Artikel 23 des Völkerbundsvertrages) eingeleitet (Januar 1923). Es dürfen
jedoch auch die Schwierigkeiten, die derartigen Maßnahmen entgegenstehen,
nicht übersehen werden, Schwierigkeiten, die z. B. darin bestehen, daß eine
Reihe von Ländern, welche sich der Cocainproduktion besonders widmen, noch
nicht Mitglieder des Opiumabkommens geworden sind. Hier kann aber nur
auf Grund allseitiger Übereinstimmung Wirksames geleistet werden. Ein Land
ohne genaue und scharfe Aufsichtsführung über die Genußgifte wird automatisch zur Zentrale des Schleichhandels. Gelingt es, die sozialhygienischen
Interessen mit den oft ihnen entgegenstrebenden handelspolitischen auszu-

gleichen, dann allerdings könnte in Verbindung mit den vorhin erwähnten Maßnahmen einer noch schärferen Kontrolle über den Verbleib des Cocains im Kleinhandel die Einschränkung der Produktion sehr wirksam sein. Es wäre wünschenswert, daß dabei die Behörden mit den ärztlichen Praktikern und den Apothekern aufs engste zusammenarbeiten. Gerade weil der Cocainismus bei uns in Deutschland noch keine so starke zahlenmäßige Verbreitung hat, ist es zeitgemäß und aussichtsreich, ihn jetzt energisch zu unterdrücken.

Es wird zuweilen der Einwand erhoben, daß, da sich die Cocainisten fast durchweg aus Psychopathen rekrutieren, der Aufwand, den die Bekämpfung und die Verhütung des Cocainmißbrauchs erfordere, unverhältnismäßig groß sei. Es lohne sich nicht, um dieser auf alle Fälle Verlorenen willen so weitgehende Maßnahmen zu treffen. Demgegenüber möchten wir aber darauf hinweisen, daß, so unbestreitbar auch die psychopathische Veranlagung fast aller Cocainisten ist, der therapeutische Nihilismus, der sich zuweilen aus einer konsequenten konstitutions-pathologischen Betrachtungsweise ergibt, ganz besonders hier der Berechtigung entbehrt. Die Persönlichkeiten, mit denen wir es beim Cocainismus zu tun haben, sind haltlose, aber eben deshalb meist außerordentlich lenkbare Charaktere. Es ist gar nicht so selten, daß sie erbittert fragen, warum der Staat, warum die Ärzte so wenig gegen den Cocainmißbrauch unternehmen, da sie ja selbst nicht die Kraft haben, ihn freiwillig aufzugeben. Diese Menschen können zur nützlichen Betätigung ebensowohl wie zur schädlichen gelenkt werden, und es gehört zum Aufgabenkreis eines geordneten Staatswesens, jede Gelegenheit zur letzteren nach Möglichkeit zu erschweren.

Anhang.

Krankengeschichten[1]).

1. C. H., 24 Jahre alt, früher Student, zuletzt Kohlenträger, wurde im Februar 1922 von Passanten eingewiesen, die ihn in den Anlagen mit blutigem Ausfluß aus Mund und Nase aufgefunden hatten. Kräftig gebauter Mann mit infantilen Gesichtszügen und etwas knabenhafter, schwerfälliger Sprache; ungelenkes Wesen, Verlegenheitsbewegungen, meist Berührungen der geröteten, etwas aufgeworfenen Nase, Facialis-Tic geringen Grades (schon seit Jahren). Aus der Vorgeschichte: Beamtensohn, gymnasiale Schulbildung, unfreundliches Familienleben, Einspänner, Interesse für Naturwissenschaft und Technik. Als Student der Philologie lernte er Ende 1919 einen Apotheker kennen, der Cocainist war und ihm zur Befriedigung seiner Neugierde eine Cocainlösung zur Injektion herstellte. Nach 10—12 völlig wirkungslosen Versuchen ging er zum Schnupfen über. Als er auch hierin nach 3 bis 4 Tagen keine Befriedigung fand, wollte er endgültig aufhören. Dies aber gelang ihm nicht; „es fehlte mir etwas". Und bei erneutem Schnupfen (Tagesration 0,5 g bis 1,0 g), trat jetzt deutlich ein zunächst 2—3 Stunden, später höchstens eine Stunde währender Effekt ein: ohne eigentlichen Kulminationspunkt ein schwer beschreibbares gesteigertes Wohlbefinden, geistige Regsamkeit, redseligste Fröhlichkeit und ein beglückendes Gefühl aufgehobener Körperlichkeit. Bei gleichzeitiger Schärfung der sinnlichen Wahrnehmungsfähigkeit Interesse für die banalsten Kleinigkeiten. Die Zeichnung einer Tapete, die Musterung eines Fußbodens, alles Miniaturenhafte, vorher nicht Bemerkte wurde auffällig. Gehobenes Selbstbewußtsein, das in besonderem Kontrast zu dem ihm sonst eigenen Inferioritätsgefühl stand („wenn ich nicht dabei bin, geht alles schief"), sicher und schlagfertig mit der Empfindung: „das ist nicht ganz echt, das kommt nicht von innen heraus"; Bonmots, an die er sich später

---

[1]) Die Krankenbeobachtungen erstrecken sich auf einen Zeitraum von 2 Jahren. Aus etwa 50 Beobachtungen entnehmen wir hier einige besonders typische Fälle.

wortgetreu als an vollkommene Trivialitäten erinnert. Gegen seine Gewohnheit achtete er jetzt auf guten Sitz seines Anzuges, seiner Haare, probierte vorm Spiegel das vorteilhafteste Lächeln und liebte es, trotz seiner sonstigen Scheu ohne besondere Veranlassung posenhaft quer durchs Lokal zu schreiten. War er allein, so „döste" er in flüchtig vergehenden Stunden vor sich hin, träumte sich reich, verschenkte Autos und Flugzeuge an seine Freunde. Dieser Zustand konnte — fast ohne Schlaf und Speise — bei schließlich immer größeren Dosen und kleineren Intervallen 2—3 Tage unterhalten werden. Dann aber — meist aber schon nach kürzerer Zeit — kündigte sich eine gewisse innere Unruhe an, die bald in das Gefühl völliger Unterlegenheit, Unsicherheit, Angst umschlug, woran sich oft genug Wahnvorstellungen anschlossen. „Ich sagte mir selbst: alles ist Einbildung, trotz alledem hörte ich immer wieder Stimmen und sah Erscheinungen oft am hellichten Tage. Begab ich mich zur Ruhe, untersuchte ich mein Zimmer gründlich, denn das Gefühl, ich sei nicht allein, verließ mich nie. Lag ich im Bett, hörte ich mich rufen und Bekannte sich über mich unterhalten. Sah ich den Kleiderständer längere Zeit an (vorher ebenfalls untersucht), nahm er menschliche Formen an. Die Gestalten wurden ungeheuer groß, und dachte ich immer, sie kämen auf mich zu. Ich wußte doch ganz genau, das Zimmer war abgeschlossen, und doch bekam ich Angst." Halluzinationen von ebenfalls im Näherkommen wachsenden Wanzen und Läusen; Träume, in denen er auf klobige Gestalten schoß, die zwar durchlöchert wurden, aber ins Riesenhafte sich steigernd auf ihn eindrangen; Einbrecherfurcht. Auf menschenleeren Straßen Verfolgungsgefühl, bei lebhaftem Verkehr Beziehungsideen, hörte sich verspottet und verlacht. Am nächsten Morgen während der „Reaktion": Gedächtnisverlust für Namen und Adressen, erschwerte Wortfindung, „Verschiebung" der Gedanken. Eigentümliche Sensationen im Gesicht, die ihn immer wieder bestürzt zum Spiegel greifen ließen, um zu sehen, ob das Kinn wirklich monströs vorspränge, die Nase sich wulste, die Augenbrauen sich buckeln. Auch Träume von abgeschraubten und verwechselten Armen, Beinen und Kinnen. Keine Parästhesieen. Nach etwa 5 monatigem Cocainschnupfen Nasenbluten und heftige lokale Reizerscheinungen. Der Versuch auch nur eintägiger Abstinenz mißlang: Ruhelosigkeit, Reizbarkeit, Streitsucht, unablässige Beschäftigung mit Cocain. Tags darauf orale Zufuhr (0,75 g), Gefühl von Abstumpfung und Anschwellung des Schlundes, dabei geringerer Genuß, zunehmende Appetitlosigkeit, Unterernährung. Der Effekt der allmählich auf 1—2 g täglich gestiegenen, durch ein Papierröhrchen möglichst bis in den Schlund applizierten Dosis wird durch reichlichen Zigaretten- oder Kaffeekonsum zu steigern gesucht. Zunehmende Unsicherheit bei der inzwischen mit den Vorlesungen vertauschten Büroarbeit und auf der Straße, auf der er zu verunglücken befürchtet. Nach erneuter 8tägiger Abstinenz mit Sinnestäuschungen, Gedächtnisschwäche, Hemmungen verschiedenster Art und planlosem Umherirren brach er auf der Straße zusammen.

Auch bei uns hatte er noch einmal nachts eine flüchtige Halluzination, blieb während seines ganzen Aufenthaltes leicht zu Tränen reizbar, war zuweilen deprimiert, immer etwas zerstreut. Im übrigen war er von geringer Intelligenz, wie auch seine Aufzeichnungen flach monistischen Inhalts zeigen, gutwillig und dankbar. Seine Libido schien sich in letzter Zeit nach etwa halbjähriger Pause wieder zu regen; er bezeichnete sich als heterosexuell, gab aber ohne weiteres ein gewisses Interesse und Verständnis auch für inverse Betätigung zu. In einer anderen Anstalt, in der er einige Monate zuvor für etwa 10 Wochen unter sehr ähnlichen Begleitumständen eingeliefert worden war, ohne dort etwas von Cocain, das er heimlich weiternahm, mitzuteilen, wurde er ebenfalls als gutmütig, anlehnungsbedürftig, willig, aber flüchtig befunden. Ob er auch bei uns sein Gift weiter genossen hat, ist aus mehreren Gründen unwahrscheinlich. Er selbst hielt sich für geheilt. Kurz vor seiner Entlassung ist er von einem Urlaub unter Mitnahme einer größeren Geldsumme, die er einem Mitpatienten wechseln sollte, nicht mehr zurückgekehrt.

Nachforschungen ergaben, daß er wegen Cocainsucht nach einiger Zeit in die Irrenanstalt Herzberge aufgenommen war. Auch dort entfloh er nach kurzer Zeit, doch kam er nach wenigen Tagen in die Irrenanstalt Buch. Er zeigte dort trotz monatelanger Abstinenz so erhebliche Symptome von Maniertheit und Spaltung, halluzinierte und äußerte Beziehungsideen, daß der Verdacht einer endogenen Psychose entstehen muß, da sein Cocainmißbrauch sicher nicht stark genug war, um so lange persistierende psychotische Erscheinungen zu provozieren. (S. F. Fränkel l. c.)

Auch aus Buch ist er bei der ersten Gelegenheit entwichen, wieder mit Geldern, die er Mitpatienten unterschlagen hatte.

2. K. E., 24 Jahre. Unter unerquicklichen Familienverhältnissen aufgewachsen. Guter Schüler. Wenig kameradschaftlicher Verkehr. Wurde Kaufmann. Früher viel Tabak- und Alkoholgenuß. 1919 erhielt er beim Militär von einem Arzt einer Grenzschutzformation wegen heftiger Magenschmerzen (Magengeschwür, das später operiert wurde) Cocain, an das er sich bald gewöhnt hatte.

In der ersten Zeit des Cocainmißbrauchs Verfolgungshalluzinationen, Vision der Eltern, die ihn vorwurfsvoll ansahen. Häufig Suchdelir, das er glaubt „eingeführt" zu haben. Stundenlanges Umherirren. Totalanalgesie. Libido vor der Cocainzeit ausgesprochen heterosexuell, seit etwa zwei Jahren auch inverse Betätigung. In der ersten Zeit fast völlig impotent, in letzter Zeit im Gegenteil durch Cocain stärker erregt. Geruchs- und Geschmacks- vermögen angeblich unbeeinträchtigt. Keine Parästhesieen. Erinnerung an den Rausch stets scharf. Depressionsstadium stark ausgeprägt. Antagonismus von Cocain und Alkohol wird erwähnt. Abstinenz von 5 Monaten Dauer wurde gut vertragen, jedoch sofort nach Berührung mit seinen alten Bekannten Rückfall. Nach abermaligem Aussetzen kam es durch ungünstige häusliche Verhältnisse zu erneutem Cocainmißbrauch. „Ich fand Ver- gessen und ward wieder zufrieden. Ja, ich möchte beinahe sagen, ich bin durch den Genuß von einer Schwermut geheilt, die mich seinerzeit befiel, und woraufhin ich nach Herzberge eingeliefert werden sollte." Die Euphorie schildert er als ein „überirdisches Gefühl", er fühle sich seinen Kameraden überlegen, sei auf seine Leistungen eitel. Zur Wirkung genügte stets die gleiche Dosis. Fast regelmäßig bei der ersten Prise des Abends Stuhldrang.

August 1922 eines Abends in einem Cocainlokal in schwerem Rauschzustand von uns auf- gegriffen und ins Krankenhaus gebracht. Er hatte etwa sechs Tage und Nächte hinter- einander Cocain genommen, war planlos umhergeirrt und schließlich zusammengebrochen. Ins Bett verbracht, schläft er nach Chloralhydrat bald ein, sodann auch noch fast den ganzen nächsten Tag. Muß zu den Mahlzeiten, die er mit gutem Appetit verzehrt, geweckt werden. Mäßiger Ernährungszustand, Impetigo contagiosa mit starken Kratzeffekten, Ekzem an Beinen und Füßen. Nasenschleimhaut entzündlich gerötet, große Perforation der Nasenscheidewand, Nasenrücken eingesunken. Die Entstehung der Septumper- foration habe im Januar 1920 unter Gebrauch von „reiner Ware" begonnen; er habe sich im Laufe von einigen Wochen selbst die Knorpelsequester schmerzlos entfernt. Am Nerven- system außer gesteigerten Reflexen nichts Besonderes. Äußert wenig Verlangen nach Cocain, niemals Mydriasis, guter Appetit, Gewichtszunahme von 7 Pfund, Abheilung der Ekzeme. Etwas reumütig-gedrückte Stimmung.

Nachdem der Patient seine im Besitz der Polizei befindlichen Papiere sich zurück- verschafft und wieder Beziehungen zu seiner Familie angebahnt hatte, wurde er nach einem Probeurlaub nach Hause entlassen. Er hat sich uns seitdem (10 Monate) öfter vorgestellt. Er hat eine gute kaufmännische Stellung, ist körperlich und psychisch in ausgezeichnetem Zustand und gedenkt demnächst zu heiraten.

3. E. L., 21 Jahre, arbeitslos. Besuchte Gymnasium bis Untersekunda, dann landwirt- schaftliche Schule; Kriegsfreiwilliger. Seit der im Feldzuge erlittenen Verletzung „nerven- krank". Stark getrunken und sehr flott gelebt. Mit den Eltern entzweit. 1919 in einem Kaffee von Kameraden zum Cocaingenuß verführt, nach der 3. oder 4. Prise Wirkung, die seitdem typisch unter der gleichen Dosis immer wieder eintrat: trübe Gedanken vergehen, äußerste An- regung, wort- und witzreich. Körperlich nach der ersten Prise auch heute noch Stuhldrang, häufig Diarrhöe. Nach weiteren: zwangsmäßige Kaubewegungen. Vielfach nach Cocaingenuß Hautjucken. Der frohen Stimmung folgt meist ein sehr aufregendes Stadium der Giftwirkung mit Halluzinationen, so z. B. daß die Zimmerdecke einstürzt, ein Koffer sich heruntersenkt, dem seine Eltern entsteigen, die ihn vorwurfsvoll anreden. Sieht Risse in den Wänden, durch die man ihn ausspionieren will. Peinigende Angst, in welcher er vor den Schutzleuten flieht und sogar kürzlich vor einem vom Winde die Straße heruntergetriebenen Stück Papier ausriß. Hört seinen Namen rufen, man spricht Schlechtes von ihm, so z. B.: „Nehmt euch in acht! Der klaut!" In geselligem Kreis seiner Bekannten wird er ruhiger, während es in dieser Situation in fremder Umgebung öfters zu Gewalttaten kam, wobei er Türen und Fensterscheiben einschlug. Während des Cocainrausches unsicher, besonders beim Treppen- steigen. Außerordentlicher Bewegungsdrang; verläßt z. B. die elektrische Bahn, die ihm zu langsam fährt und läuft lieber mehrere Stunden lang. Erfahre angeblich durch Cocain eine

unmittelbare sexuelle Steigerung, der bald aber eine Impotenz folge. Neige seit der Cocainzeit im Gegensatz zu früher mehr zu inverser Betätigung. Körperlich: blasser, schmächtiger Mensch von äußerst zappligem Wesen, schwer zu fixieren. Er hat, seit wir ihn kennen, (9 Monate) fast unterbrechungslos geschnupft.

4. S. R., 24 Jahre. Student. Aus nervös belasteter Familie stammend. Selbst seit Kindheit reizbar: sensitiver Habitus. Lebhafte Intelligenz. Von jeher Interesse für Rauschgifte. Bekam wegen Heufiebers Cocainpinselungen, die ihm einen derartigen euphorischen Gewinn brachten, daß er später das Schnupfen, wenn auch nicht täglich, auch nach der Heuzeit beibehielt. Die Wirkung des Cocains vergleicht er mit den besten Stunden spontaner innerer Gehobenheit. Er wird kühner; vorher unbetretbare Wege erscheinen jetzt gangbar, die ganze Stellung zur Welt wird bedeutend erleichtert, Pläne werden gefaßt, die allerdings der Kritik des nächsten Tages meist nicht standhalten. Er empfindet dann hinterher das gesteigerte Leben unter Cocain als etwas verwerflich Artifizielles, als ein Überspringen statt eines Abwartens und organischen Reifens, den etwaigen Zuwachs an Erkenntnis als ein Erschleichnis. Dieser Erkenntniszuwachs wird jedoch als Faktum durchaus zugegeben und als das eigentlich und immer wieder Verlockende am Cocaingenuß hervorgehoben: „Jener Schein der Unwirklichkeit, der dann über dem Gegenständlichen liegt, jenes Hineinblicken in den Kern der Dinge, das man mit einer Röntgendurchleuchtung vergleichen könne." Um diese Stimmung ganz auszukosten, legt er sich oft allein im verdunkelten Zimmer hin und erwähnt als besonderen dabei auftretenden Genuß die Sensation des Unkörperlichwerdens, „Verschwebens", das offenbar bei ihm noch mit narzistischen Zügen gemischt ist. Auch die Auffassung für Musik sei wesentlich erleichtert, viel intuitiver, während er für die Aufnahme seiner Facharbeit keine Erleichterung verspüre. Das Gehirn arbeitet „anschauungsmäßig, nicht willensmäßig". Die Idee, das Beziehungsvolle am Gegenstand drängt sich sehr eindrucksvoll vor. Er hat dabei das Gefühl, etwas zu sehen, was andere nicht sehen, und bemerkt gleichzeitig eine gewisse Zwangsläufigkeit innerhalb dieser Betrachtung: „Das hängt nicht mehr von mir ab." Er spricht auch auf körperlichem Gebiete bei stärkeren Dosen von „Automatenhaftigkeit". Eigentliche Halluzinationen fehlen. Bei Vergleichung der Cocainwirkung mit dem ihm übrigens weniger vertrauten Alkoholeffekt findet er, daß der Alkohol ihn stumpf mache, alles Triebhafte stärker anspreche, wohingegen Cocain die feineren Assoziationen errege, deren Abfolge sich nach mehreren Prisen zu einer förmlichen „Gedankenjagd" steigern könne. In diesem Stadium hochgradiger Beeinflußbarkeit auch vermehrte „Autosuggestibilität". Schreckhaftigkeit. Von körperlichen Erscheinungen kennt er besonders die zwangsmäßigen Kaubewegungen, die er zunächst unterdrücken kann, die aber, wenn man ihnen nachgibt, bis zu einem nicht mehr unterdrückbaren Grade heftiger werden können. Die Dosen steigerte er, konnte aber auch wochenlang beschwerdelos abstinent sein. Vor einigen Monaten begann er Morphium zu spritzen, soll aber inzwischen damit aufgehört haben.

5. N. N., 36 Jahre, stellungslos, früher Artist. Vor 18 Jahren in Paris bei seiner Akrobatenarbeit infolge ausschweifenden Lebens unsicher geworden, nahm er allabendlich vorm Auftreten das ihm von einem Kollegen angebotene Cocain. Charakteristischerweise war der Erfolg ein doppelter: Wiedergewinn seiner alten Routine, gleichzeitig auch Beseitigung der eigentlichen Unsicherheitsursache, indem er bald mangels jeglicher Libido sehr „solide" wurde. In den folgenden Jahren auf vielen Reisen, später als Offizierstellvertreter im Kriege und dann im oberschlesischen Selbstschutz (im Sanitätsdienst) bis zum heutigen Tage weiter Cocain geschnupft, dazwischen bis zu 6 Monaten völlig abstinent. Er erzählt anschaulich, was ihm im Kriege in schweren Situationen Cocain bedeutet habe (auch von andern bestätigt), eine Wirkung, die an Intensität mit der alkoholischen nicht zu vergleichen wäre und wie — eine immer wiederkehrende Schilderung — in den oberschlesischen Kämpfen die Einnahme der Apotheke oft die wichtigste Aktion gebildet habe. Nach 3 jährigem Felddienst im Westen stellte sich bei ihm eine seiner genauen Beschreibung nach typische Kriegsneurose ein (Dämmerzustände, Krämpfe, Affekthandlungen, Totalanalgesie), die zu seiner Entlassung mit 100% Dienstbeschädigung führte. Diese Störungen, die ganz unabhängig vom Cocaingenuß einsetzten, klangen schnell ab und sind seitdem nicht wieder aufgetreten. Körperlich: muskulös, sehnig, etwas mager, martialischer Habitus, heterosexuell, von geringer Libido und Potenz mit gewissen Periversionen in der Richtung des Voyeurtums und

Fetischismus, aber angeblich nur unter dem Einfluß des Cocains. Alkoholabusus. Psychisch: mäßige Intelligenz, gute Ausnutzung seiner Lebenserfahrungen, die ihn in seinem Kreise die Rolle des „Vernünftigen" und Überlegenen spielen lassen. Erhöhte Reizbarkeit. Die Wirkung des Cocains kann er mit keiner bekannten Sensation vergleichen; er wird, wie viele seiner Genossen, um Worte verlegen, wenn er sie schildern soll, wobei er jeden Vergleich mit der ihm gut bekannten Alkoholwirkung ablehnt, die übrigens, was in diesen Kreisen allgemein bekannt und oft geübt ist, durch wenige Prisen vollkommen aufzuheben ist. Charakteristisch ist seine Stellung zu der von den Cocainisten sogenannten „Reaktion"; er will nämlich das depressive Stadium der Ernüchterung mit dem alkoholischen „Katzenjammer" keineswegs in Parallele gesetzt haben. Aus dem „heulenden Elend" des Trinkers heule der Alkohol; dem Cocainisten aber kämen traurige Gedanken, seelische Bewegungen, die ihn schwermütig stimmen. Das Wesentliche der Cocainwirkung ist für ihn eine Steigerung der gesamten psychischen Persönlichkeit, unter dem Gefühl innerer Wallungen sich manifestierend; schärferes Erfassen der Wirklichkeit, greifbar deutliche Plastizität von Ideen, die ihm sonst nur undeutlich vorschweben, vermehrter Tatendrang, Redelust, Schlagfertigkeit. Wir haben diese Wirkungen wie auch die unmittelbare Nachwirkung stärkerer Dosen bei N. mehrfach beobachtet, wo er mit heiserer Stimme und ermüdender Weitschweifigkeit sich um Nichtigkeiten herumzankte und bei völliger Appetitlosigkeit und enormem Durst gedankenflüchtigste Erzählungen spann. Einen ausgesprochenen Kontrast boten hierzu die bei N. N. durch Alkohol hervorgerufenen Veränderungen. Er redet auch dann sehr viel, aber weit eintöniger, ist anbiedernd, einfältig, läppisch, sentimental, in plumper Weise prahlsüchtig, leicht in seiner Ehre gekränkt. Man kann bei ihm unschwer Cocain- und Alkoholwirkung unterscheiden. Nach Ablauf des euphorischen Stadiums verbringt er Stunden mit stumpfem Vorsichhinbrüten oder einem typischen „Suchkokolores", in welchem er einmal nächtelang in den Straßen umhergeirrt wäre, jeden Fetzen Papier, in welchem er einen Geldschein oder ein Cocainpäckchen witterte, auflas. Von körperlichen Cocainsymptomen dreimal in den letzten Jahren im Anschluß an tagelangen Genuß Schleier vor den Augen, Gesichtsfeldausfall in Form einer tellergroßen Scheibe. Die Ärzte, denen er seine Leidenschaft verschwiegen habe, hätten Nicotinismus diagnostiziert. Als Abstinenzsymptome: Zerschlagenheit und ein eigentümliches Zucken in den Beinen. Einmal beobachteten wir im Anschluß an ein von ihm als verfälscht bezeichnetes Präparat, das sich bei der Untersuchung als reines Novocain erwies, ein typisches urticarielles Exanthem. So zweifellos N. auch zu längerer Abstinenz fähig sein mag, so besteht doch zuweilen eine außerordentliche Gier nach Cocain bei ihm; es wirkt grotesk, wie dieser ganz umgängliche Mann oft auch nur einige Krystalle zu erhaschen sucht, um sie auf der Zunge zergehen zu lassen. Er war in letzter Zeit körperlich sehr heruntergekommen und befindet sich jetzt seit einigen Monaten wegen Eigentumsdeliktes im Gefängnis.

6. S. S., 24 Jahre, Student. Mutter sehr reizbar, sonst Familienanamnese belanglos. Früher einmal auf 2 therapeutisch genommene Opiumtabletten Gefühl von Gehobenheit. Sonst nie mit Gift in Berührung gekommen. Kein Alkoholmißbrauch, kein Berauschungsbedürfnis. Seit dem Kriege starker Raucher. Durch einen Freund vor etwa $1^{1}/_{2}$ Jahren zum Cocainschnupfen veranlaßt, dem er sich in mäßigem Grade hingibt. Er nimmt Cocain fast nur in geselligem Kreis und kommt bei täglichem Genuß auf etwa 1—2 g pro Woche. Bei den ersten Prisen, etwa 5 mg, rein lokale Erscheinungen, nahm fast täglich eine Prise und verspürte zum ersten Male nach 5 Tagen bei der gleichen Dosis eine Allgemeinwirkung, worauf er dann, um sie länger festzuhalten, die Gabe auf das Dreifache steigerte. Von den physischen Wirkungen, welche sich im weiteren Verlauf des zuweilen wochen- und monatelang unterbrochenen Cocaingenusses herausstellten, werden hervorgehoben: Schlaflosigkeit, Tachykardie, Tachypnoe, zwangsmäßige Mundbewegungen, Hitze- und Kälteschauer; in der Anfangszeit Schweißausbrüche, später nicht mehr. Kein Durchfall, kein vermehrter Stuhldrang, dagegen Pollakisurie. Geruchsvermögen seit Cocaingebrauch chronisch herabgesetzt. Der Einfluß auf die Sexualsphäre sei von der Ausgangsstimmung abhängig. Fast immer nehme bei ihm unter Cocain die Libido zu, die Potenz ab, wobei sich durch Verzögerung des Erektions- und Ejaculationseintritts unter Umständen der sexuelle Genuß erhöhen könne. Hautempfindlichkeit zunächst erhöht, später abgeschwächt. Er glaubt eine Überempfindlichkeit des Gehörs- und Gesichtssinns bemerkt zu haben. Die psychische Wirkung besteht zunächst in einer Euphorie, die er als Wohlbefinden ohne inneren Zwang zu irgend

einer Tätigkeit schildert, unter Abwesenheit aller unangenehmen Sensationen. In einem
zweiten Stadium der Wirkung: Unruhe, Rededrang (spricht dann gern französisch), „Ge-
triebensein", was zum Teil als unerfreulich empfunden wird. Weiterhin das Gefühl der
Hingabe, des „Allumfassenwollens". Die Cocaineuphorie unterscheide sich prinzipiell nicht
von spontan entstehenden. Bei schnellem Gedankenablauf Tendenz zur rücksichtslosen
Selbstanalyse, selbst vor verhältnismäßig Fremden, die ihn am nächsten Tage reut. Häufig
Gefühl von Unsicherheit (zupft an seinem Schlips), glaubt sich beobachtet, auf der Straße
wie von Schatten verfolgt, was aber nicht quälend, sondern mehr lästig bemerkt wird,
„wie etwas, was man abschütteln will und was nicht weggeht". „Ahasverhaft umherge-
trieben", läßt er sich unfähig, den Abend irgendwann abzubrechen, manchmal auf erotische
Abenteuer ein, die ihn eigentlich gar nicht interessieren. Selten flüchtige Halluzinationen,
z. B. Erscheinung mit brennender Zigarette in dunklem Zimmer. denen er, wie überhaupt
allen Cocainwirkungen während ihres Erlebens kritisch gegenübersteht. Kann sich beispielsweise bei Halluzinationen im nächsten Moment durch inneren Zuruf („das ist ja lächer-
lich") zur Wirklichkeit zurückzwingen. In dem erwähnten Beispiel machte er sofort Licht.
Hat „Angst vor der Angst" und vermeidet ein Sichgehenlassen, um derartige Situationen zu
verhüten. Er gerät, wie er angibt, auch ohne Cocain verhältnismäßig leicht durch Eigen-
oder Fremdsuggestionen in ängstliche Stimmung. Geistige Arbeit beeinflußt Cocain in
kleinen Dosen leicht anregend, vergleichbar der Kaffeewirkung. Unter größeren Dosen
habe er philosophische Betrachtungen geschrieben, die ihm auch in nüchternem Zustande
brauchbar erschienen. Aus seiner Erfahrung heraus, daß Cocain die ursprüngliche Stimmung
verstärke, macht er von ihm bei Depressionszuständen keinen Gebrauch. Glaubt bestimmt,
daß bei ihm Gewöhnung eingetreten sei, da er jetzt das 15—20fache der Anfangsdosis
schnupfe. Nimmt er nach einer cocainfreien Zeit eine größere Alkoholmenge zu sich, so be-
komme er typische Cocainerscheinungen, wenn auch keine Angstzustände. Abstinenzsymptome bestehen nur in den nächsten Tagen, und zwar in einer allgemeinen inneren
Unruhe, wohingegen ausgesprochene Gier oder Hunger verneint werden. S. faßt seine Stellung zum Cocain so zusammen, daß nur künstlerische Persönlichkeiten ihm verfallen, be-
ziehungsweise den wahren Genuß in ihm finden. Mit dieser verfeinerten Konstitution will
er auch die von ihm bestätigte Präponderanz der Invertierten, die er als platonisch gerichtete Menschen auffaßt, unter den Cocainisten erklären, während dem „durchschnittlichen
Bourgeois" der Alkohol als Genußgift adäquat sei. Körperlich ohne krankhaften Befund
außer allgemeinen neurasthenischen Anzeichen. Psychisch: lebhafte Intelligenz, leichte
Auffassungsgabe bei geringer Originalität. Giftbedürfnis. Starker Raucher. Untersucht
an sich selbst Schlafmittelwirkungen, einmal Cocainersatzpräparate, versucht immer wieder,
ihm noch unbekannte Genußgifte auszuprobieren. In letzter Zeit vermehrter Cocainabusus,
der ihn zwang, sich selbst außerhalb von Berlin Abstinenz aufzuerlegen.

    7. L. E., 20 Jahre, Kellner. War guter Schüler, blieb lange in Stellungen. Starker Raucher.
1918 zweimal Opium geraucht, träumte, er wäre ein Fürst und Held. 1919 an der böhmischen
Grenze Chinin, Salvarsan und Cocain geschmuggelt. 1921 Teilnehmer einer militärischen
Selbstschutzorganisation, in der viel Cocain geschnupft wurde, woran er sich zunächst nicht
beteiligte. Vereinzelte spätere Prisen ohne Wirkung. Im März 1922 gleich in starken Quantitäten geschnupft, und zwar auf den Rat von Freunden, um beim Bedienen in seinem
Schanklokal, wo er gedrungenerweise viel mittrinken mußte, nüchtern zu bleiben, was
insofern gelang, als die Alkoholwirkungen gegenüber den Cocainwirkungen in den Hintergrund traten. Selbst das Taumeln der Betrunkenheit könne schnell durch Cocain aufgehoben
werden. Cocainwirkung: Gedankenflug („alles geht mit mir durch"), zunächst Schärfung
der sinnlichen Wahrnehmungsfähigkeit (Einzelheiten an den Tapeten, leise Schritte), bald
aber auch Trugwahrnehmungen, vorwurfsvolle Stimmen, Verkennung seiner Freunde, in
denen er — seine Papiere waren nicht in Ordnung — Kriminalbeamte zu sehen glaubte.
Beziehungsideen: hört sich beschimpft, verlacht, mischt sich dann in fremde Gespräche ein.
Bei einsamem Genuß mehr wehmütige, manchmal im Beginn der Wirkung sogar reuevolle
Stimmung, dann Luftschlösser, Träume von arbeitsreichem Aufstieg usw. In Gesellschaft
aufgeschlossen, weicher, rührseliger, hilfsbereiter als sonst. Verschenkte, besonders in der
ersten Zeit, viel, plauderte Geheimnisse aus. Dabei Anflug von Eitelkeit, kämmt, bürstet,
spiegelt sich. Intellektuelle Leistungen wie Rechnen, Merkfähigkeit ungestört, nach seiner
Meinung oft beschleunigt. Außerordentlich suggestibel, trotz heterosexueller Veranlagung

zu invertierten Handlungen bereit, einmal zu einem Einbruch verleitet, den er vollkommen ernst nahm und der sich nachher als von einem anderen Cocainisten in seiner eigenen Wohnung fingiert herausstellte. Sehr erschreckbar. Während des Cocainrausches Totalanalgesie, früher ganz appetitlos, jetzt nicht mehr. Potenz und Libido ohne Veränderungen. Gespensterhalluzinationen in seiner Schlafstube, Kribbeln von „Tieren" unter der Haut, maßloses Jucken. Nächtliches Umherschweifen bei völliger Desorientiertheit. Fragte drei Häuser von seiner Wohnung entfernt einen Polizisten nach seiner Straße. Niemals Amnesie. Depressives Stadium nur angedeutet, wohl aber morgens oft völlige Willenserschlaffung, Gefühl einer Lähmung, bei der er unfähig ist, die abbrennende Zigarette aus der Hand zu tun. Oft Ekel vorm Cocain, dann aber plötzlich den Trieb, wieder „so aufgeweckt" zu sein wie unter seinem Einfluß. Körperlich: blaß, asthenisch, chronische Bronchitis, chronische Gonorrhöe. Wa.-R.: +. Psychisch: mittlere Intelligenz, starke Suggestibilität, geringe moralische Allgemeinvorstellungen. Als Cocainhändler rücksichtsloses Aussaugen seiner Kunden, die oft ihre letzte Habe bei ihm für Cocain versetzten. Vernachlässigung seines Äußeren. Über das psychische Verhalten während des Cocainrausches vgl. das Protokoll auf S. 100. Längeres Aussetzen mißlang. In letzter Zeit ziemlich elender körperlicher Zustand. Seit etwa einem halben Jahr verschollen.

8. T. H., 33 Jahre, Pfleger. Vater war starker Trinker. Keine Nervenkrankheiten in der Familie. War selbst stets gesund. Guter Schüler. Lernte Kunstgewerbe. Berufswechsel wegen Pleuritis. Wurde Pfleger in einem kleinen Sanatorium Mitteldeutschlands (1909). Dort zuerst aus Neugier Mischspritzen aus Morphium und Cocain. Prompte Wirkung auf Verstimmungszustände, die sofort verschwanden. Bis 1915 nur gelegentliche Injektionen in langen Intervallen, besonders um sich bei Übermüdung anzuregen. Von Januar bis Oktober 1915 in Irrenanstaltsbeobachtung (sehr geschickt durchgeführte, nicht entlarvte Simulation wahnhafter Ideen zur Befreiung vom Heeresdienst). Nach der Entlassung wieder als Pfleger tätig. Beginn von Morphiumabusus, kam schnell bis 40 cg, nahm noch nebenbei Veronal wegen Insomnie. Bekam in den nächsten Jahren Fühlung mit Cocainistenkreisen, begann zu schnupfen, mußte aber noch zwischendurch Morphium nehmen. Bald starke Gewöhnung, wurde Cocainhändler. 1918 freiwillige Unterbrechung, als er in alter Stellung im Sanatorium war. Nach Rückkehr nach Berlin erneut stark geschnupft, schließlich wegen Ulcerationen der Nase, da jetzt Prisen fast wirkungslos waren, Cocaininjektionen, bis zu etwa 30 cg, wobei er nach grober Schätzung das Pulver in Leitungswasser auflöste. In dieser Zeit vernachlässigte er, der sonst sehr eigen war, sein Äußeres vollständig und kam auch körperlich enorm herunter. Im Februar 1921 zur Entziehung in ein Privatsanatorium aufgenommen, erhielt er dort heimlich weiter Cocain und entwich nach 3 Monaten mit einem anderen Cocainisten. Bald darauf zur Entziehungskur in die Irrenanstalt, blieb dort 9 Monate; am ersten Tage nach der Entlassung Rückfall; erzwang erneute Internierung, indem er auf der Rettungswache, die ihn zunächst nicht überweisen wollte, einen Suizidversuch vorspiegelte. Beim Besuch in der Irrenanstalt fanden wir ihn körperlich völlig restituiert, seelisch ohne jeden Defekt sowohl in intellektueller wie in moralischer Beziehung. Durchaus einsichtsvoll, betont er die Bedeutung des Milieus für die Rückfälligkeit und hat den lebhaften Drang, aus diesem heraus in geordnete Verhältnisse zu kommen. Geringfügige Abstinenzerscheinungen, die in gelegentlichen Schweißausbrüchen und bis zur Apathie gesteigerter Willensschwäche bestehen. Über die Giftwirkung selbst gibt T. H. folgendes an: Bei Morphium habe er in der ersten Zeit wohlige Müdigkeit, später, besonders bei gleichzeitigem Cocaingebrauch, nur Anregung empfunden. Diese sei viel weniger intensiv als beim ausschließlichen Cocaingebrauch, löse mehr Träume aus. Cocain rege besonders die Körperkräfte an. Selbst als er sehr elend war, habe er nach Cocainspritzen ununterbrochen umherlaufen können. Im Höhepunkt der Wirkung sei er in heiterster Stimmung, sehr redefreudig und vertrauensselig, erzählte z. B., als er vor einer Krankenhausaufnahme noch mehrere Injektionen gemacht hatte, dem Portier mehrere Stunden lang seine ganze Vergangenheit, zeigt Freunden seine Brieftasche, ist freigebig, verkauft für wenig Geld seine Wertsachen. Bei weiterer Zufuhr wird er unruhig, mißtrauisch und ängstlich. Hält es dann in den Lokalen nicht aus, nicht einmal in der Straßenbahn, die ihm zu langsam fährt. Starker Suchdrang. Durchkramt seine Taschen fortwährend. Fühlt sich beobachtet, Kriminalbeamte seien hinter ihm her, Mädchen lachen ihn aus. Jedoch nie sichere Trugwahrnehmungen. Libido sei erhalten; keine besonderen Perversitäten im Cocainstadium, ist seit Jugend invertiert, Triebrichtung

durch Cocain unbeeinflußt. Beim Abklingen der Wirkung oder wenn er kein Geld zu Cocain hatte, apathisch und lebensüberdrüssig. Er bettelte sich dann mitunter von Freunden Morphium oder Cocain.

9. E. R., 23 Jahre, Zeichner. Mutter schwer nervöse Frau, Vater war starker Trinker. Pat. war als Kind etwas scheu und furchtsam, ohne Freunde. Volksschule, Gymnasium bis Tertia, Kunstschule. Kein Alkoholsabusus. Lues. Nach $^1/_4$ jährigem Kriegsdienst Knieschuß; bekam während der zweimonatigen Lazarettbehandlung reichlich Morphin, an das er sich bald, wenn auch nicht leidenschaftlich, gewöhnte. Machte sich nach seiner Entlassung mit eigner Spritze fast täglich eine Morphiuminjektion. Die Rückkehr ins Zivilleben fiel ihm schwer. Sexuell übersättigt, gab er jeden geselligen Verkehr auf, las Tolstoi, Nietzsche und andere ihm zugängliche philosophische Schriften; das ganze Leben kam ihm „schal, erbärmlich und eitel" vor, und er verspürte den Wunsch, sich zu betäuben. Da er flüchtig von Cocain gehört hatte, begann er im Brockhaus über Cocainwirkungen nachzulesen, studierte auch flache mondäne Bücher, die er im übrigen als „Blödsinn" verurteilte, lediglich auf den dort beschriebenen Cocaingenuß und ließ sich von einem Arzt, dem er sich als Cocainist ausgab, das Gift verschreiben. Er fing (1920) das Schnupfen mit etwa $^1/_2$ g täglich an, wiederholte dies nach einigen Tagen und kam schnell zur Wirkung, die in einer „kolossalen Anregung" bestand. Er fühlte sich „frisch im Kopf, wie auf Federn", begann alles Gelesene nochmals zu verschlingen, alles ging ihm jetzt ganz anders ein. Bei Kerzenschein studierte und verglich er die Bücher, machte sich mit fieberhaftem Eifer eine Fülle von Aufzeichnungen, schrieb Abhandlungen über den Teufel und über das „zweite Ich", verfaßte Gedichte, kam sich vielseitig und bedeutend vor. Oft saß er auch nachts vorm Spiegel, verfolgte sein Mienenspiel, übte sich Gesten ein, schminkte sich, fand Gefallen an der eigenen Person. Kam der Morgen, so „war es zum wahnsinnig werden", eine ungeheure Angst vor dem Tag packte ihn; war jemand bei ihm (z. B. eine Freundin, die er zum Cocaingenuß veranlaßt hatte), so war er glücklich, den Betreffenden so lange bei sich behalten zu können, bis er einschlief. In den ersten Monaten bestand zuweilen Verfolgungsangst, er rannte „wie gejagt" durch die Stadt, benutzte Nebenstraßen, litt unter bösem Gewissen. (Deutet an, daß in der Tat damals irgendeine illegale Handlung bei ihm vorgelegen hatte.) Diese Angstzustände haben später ganz aufgehört, ebenso wie das früher bei ihm konstant auftretende Symptom der zwangsmäßigen Kaubewegungen bei leerem Mund. Eines Tages, etwa 3 Monate nach Beginn des Cocainschnupfens — seine tägliche Dosis war inzwischen auf etwa 2 g gekommen — brach er zusammen und wurde im Zustand drohender Atemlähmung einem Krankenhaus überwiesen. Dort habe er angeblich viel Pantopon bekommen, heimlich auch weiter Cocain geschnupft, und wurde schließlich nach 8 Wochen ungeheilt entlassen. Bei vielfachem Ortswechsel setzte er auch jetzt den Cocainmißbrauch weiter fort. Er entdeckte dabei eine ihm früher ganz unbekannte homosexuelle Komponente seines Trieblebens, die er bei verminderter Potenz auch betätigte. Er verbrachte jetzt ganze Nächte im Cocaingenuß mit seinem Freunde, auch jetzt vielfach in phantastischen Kostümen und feierlicher Aufmachung. In letzter Zeit ist an die Stelle des Cocains fast ausschließlich das Morphin getreten, von dem er täglich 0,2 g in 20 Spritzen verbraucht. Die körperliche Untersuchung ergab: blasser, etwas verlebt aussehender Mann, in mäßigem Ernährungszustand; gesteigerte Sehnenreflexe. Zahlreiche z. T. derb infiltrierte Einstichnarben an beiden Unterarmen und Oberschenkeln. Innere Organe ohne Besonderheiten. Wa.-R.: +. Potenz völlig erloschen. Psychisch: gutes Allgemeinwissen, geschickte Darstellungsweise, Intellekt und Phantasie lebhaft. Gedächtnis habe angeblich nachgelassen. Während der Exploration plötzliches Abspannungsgefühl, das nach einer Morphiuminjektion wieder verschwindet.

10. B. E., 23 Jahre alt, Kaufmann. Wurde im August 1921 eines Abends der Rettungswache durch die Polizei eingeliefert, die ihn auf der Straße herumirrend und Passanten in verworrener Weise um Schutz anflehend aufgefunden hatte. Schlanker, blaß und elend aussehender Mann mit leerem, unstetem, verängstigtem Gesichtsausdruck. Gesicht schweißbedeckt, Zunge trocken, Lippen borkig belegt, Pupillen mittelweit, reagierend, Puls beschleunigt. Kein Alkoholgeruch. Er verweigerte äußerst furchtsam die körperliche Untersuchung, wiederholte mit klagender, monotoner Stimme immer dieselben Worte: „Nehmen Sie mich doch auf, Herr Doktor!", schien zeitlich und örtlich orientiert, ohne daß aber

näherer Konnex gelang. Er machte den Eindruck eines gehetzten, verfolgten Menschen, der sich in den Schutz des Krankenhauses begeben wollte. Wegen Platzmangels abgewiesen und in die benachbarte Wohnung seiner Schwester überführt. Zwei Tage später, mittags, wurde uns abermals in genau dem gleichen Zustande derselbe Patient von der Wilmersdorfer Sanitätswache zugeführt, die ihn im Grunewald aufgefunden hatte. Das gleiche stereotype Flehen, derselbe Gesichtsausdruck, diesmal aber bei deutlich erweiterten Pupillen. Auf den Krankensaal verbracht, war er trotz energischer Anordnung und freundlich-suggestiven Bemühungen nicht ins Bett zu bringen, denn die Decken brannten. Mit starren verängstigten Blicken ging er ruhelos im Gange auf und ab, durch sein Aussehen die anderen Patienten erschreckend. Auf dem erbetenen Glas Wasser bemerkte er Flammen, setzte es zum Trinken an, wagte aber dann keinen Schluck zu nehmen; schließlich glaubte er, sein Hemd habe Feuer gefangen. Fragen wurden ausweichend oder gar nicht beantwortet, doch bestand anscheinend örtliche, zeitliche und persönliche Orientiertheit. Als ihn abends ein Krankenwagen in eine geschlossene Anstalt überführen sollte, lehnte dies der nach etwa 4 Stunden vollkommen ruhig gewordene Patient ab, mit dem Bemerken, sein Cocainrausch sei nun vorüber, und er könne nach Hause gehen. In völlig klarer und intelligenter Darstellung berichtet er, früher stets gesund gewesen zu sein, kurz vor Kriegsende eine Gelbkreuzverbrennung erlitten zu haben (Narben sichtbar). Hatte viel Morphium erhalten, dann selber weiter gespritzt; zwecks Entwöhnung Behandlung mit Cocain, das er sich dann ohne Schwierigkeit privatim aus einer Apotheke weiter verschaffte. Mehrfache ergebnislose Anstaltsentziehungskuren. Er fühlte sich unfähig, von seiner Leidenschaft zu lassen. — Heute habe er etwa 1 g genommen. Er besann sich deutlich auf alle Geschehnisse und wiederholte völlig zutreffend die Situation, seine eigenen und die an ihn gerichteten Worte. Er war sich auch in seinen Halluzinationen völlig klar, unter Cocainwirkung zu stehen, ohne daß aber der Zwang der Trugwahrnehmungen durch dieses Bewußtsein geringer geworden wäre. In völlig ruhigem Zustande verließ er die Klinik.

Nachträglich stellte sich heraus, daß er wenige Wochen zuvor einige Tage im hiesigen Krankenhaus gelegen habe, nachdem er nach 11 tägiger Abstinenz auf 1 g Cocain mit hochgradigem halluzinatorischem Erregungszustand reagiert hatte, in welchem er ebenfalls zu verbrennen glaubte.

Der Patient hat inzwischen 2 Morphinentziehungskuren bei uns durchgemacht, mußte aber bei der letzten vorzeitig entlassen werden, da er sich gewaltsam Morphium aus dem Giftschrank zu verschaffen gesucht hatte. Er ist weiterhin privatim in unserer Beobachtung verblieben. Er gibt an, daß er nur selten Cocain nehme (von dem früheren Mißbrauch her weist er Perforation des Septums auf), um bei Reduktion der Morphindosis die Abstinenzerscheinungen zu bekämpfen oder, wenn ihm sein Morphiumvorrat ausgegangen wäre. Er reagiert aber fast jedesmal mit Erregungszuständen, bei denen die Brand-Halluzinose regelmäßig auftrete, so daß er neulich nur mühsam vom Sturz aus dem Fenster zurückgehalten werden konnte. In ähnlicher Situation habe er sich einmal lange Zeit schwimmend in einem Grunewaldsee aufgehalten, um sich von dem halluzinierten Waldbrand zu retten. Erst spüre er dabei den Brandgeruch, der sich bei ihm übrigens auch nach längerer Morphium-Abstinenz einstellen soll, dann erst empfände er Wärme. Irgendeine Erinnerung an ein besonderes Branderlebnis läßt sich nicht feststellen. Den oft mitten im Rausch erhaltenen Bewußtseinsrest vergleicht er spontan mit jenem vagen Gefühl, mit welchem man zuweilen im Traum das Traumhafte erkennt. Der Gewinn der Cocainprise bestehe lediglich in hochfahrenden Tagträumen von Reichtum, glücklicher Zukunft usw. Zuweilen sehe er im Cocainrausch kleine fußhohe Männchen, die zuerst ein Bekannter halluzinierte, und die er selbst dann „übernommen" hätte. Als angenehmste Sensation bezeichnet er eine Mischspritze von Morphium und Cocain im richtigen Mengenverhältnis, derart, daß die Beruhigung durch Morphin zwar eine sehr starke wird, aber durch den Cocainzusatz keinerlei Müdigkeit verursacht. Von jeher für Rauschgifte (Alkohol) empfänglich, wünscht er eigentlich nicht, vollkommen giftfrei zu werden, sondern bei vollem Genuß der Morphiumspritzen sich seine Gesundheit so sehr wie möglich zu wahren. Er ist körperlich — abgesehen von massenhaften Injektionsabscessen — nicht mehr intakt, hat an Gewicht abgenommen, und auch seine sehr lebhafte Intelligenz scheint Einbuße erlitten zu haben.

11. O. R., 22 Jahre alt, arbeitslos. Zuletzt Grenzschutzsoldat. Kam im März 1922 mit einer Angina zur Aufnahme ins Krankenhaus, die aber nur als Vorwand zur Einleitung

einer Cocainentziehung diente. Stets gesund gewesen. Gedrungen gebaut, blasse Hautfarbe, etwas verlebte Gesichtszüge, geringes einseitiges Grimassieren der Mundpartie beim Sprechen. Perforation der Nasenscheidewand. War guter Schüler, interessiert für Sport. Marinevorschule, Dienst auf Schulschiff, Grenzschutz Oberschlesien, von dort nach Berlin. Alkohol- und Tabakabusus zugegeben. Vor 3 Jahren in Kiel aus Neugierde Cocain geschnupft, Brennen in Nase, Augen und in der Stirnhöhlengegend, später Tremor der Hände, Kopfschmerzen. Trotz dieser unangenehmen Sensationen intermittierende Fortsetzung der Cocainprisen über Wochen und Monate aus bloßer Mode und Renommiersucht. Vor einem Jahr nach Oberschlesien; dort von einem Offizier zu größeren Dosen des in den Apotheken beschlagnahmten Giftes animiert, trat zum ersten Male eine positive Wirkung ein, die sich von da ab typisch wiederholte: außerordentliche Gehobenheit, hätte gern getanzt, wenn er gekonnt hätte, wollte nochmals seine Braut besuchen usw. Libido in erster Zeit stärker bei gleichbleibender Potenz, später (nach etwa 10 Wochen bei einer Tagesdosis von 1—2 g) Potenzverlust, durch kurzes Aussetzen der Prisen schnelle Wiederherstellung. Im geselligen Kreise redelustig, eitel, auch auf seine Körperlichkeit; Gefühl absoluter Sicherheit. „Ich hatte das Gefühl in mir, daß mich keine Kugel treffen könnte." Nach einer besonders großen Dosis nächtliche Angsthalluzinose in seinem Quartier: „Die Polen kommen!", alarmierte die Ortschaft und ließ sich von seinen Kameraden nicht beruhigen. Auch in Berlin, wo ein befreundeter Kellner ihm reichlich Cocain verschaffte, traten Illusionen und Halluzinationen stark hervor; glaubte sich gerufen, sprach Fremde an, machte sich der Polizei verdächtig, erwartete mit einem Schlagriemen in der Hand nachts im Bett den Eintritt von Verfolgern, die er die Treppe heraufkommen hörte, hieb auf Wahngebilde von Hunden und anderen Tieren ein, sah menschliche Gestalten, vernahm ungünstige Gespräche über seine Person. Am nächsten Morgen die „Reaktion"; hatte oft „schwer den moralischen", „heulte wie ein Hund", entsann sich dabei im Gegensatz zu Alkoholexzessen jeder Einzelheit des Vorabends. Bei mehrfachen Versuchen, auszusetzen: unstet, hastig, erregbar, „es fehlte uns immer etwas"; Schwere in den Füßen, Druckgefühl im Kopf, besonders über den Augen. R. verhielt sich während unserer Beobachtung ruhig und zuträglich, klagte vielfach über Mattigkeit und Schwere, zeigte zuweilen scheues Wesen, fehlte bei der Visite usw. Auf Vorhalten gab er zu, heimlich weiter Cocain geschnupft zu haben. Wollte draußen allmähliche Entwöhnung versuchen. Einige Wochen später stellte er sich uns morgens mit einem Freunde zusammen in gerade abklingendem Cocainrausch vor, außerdem hatten wir später oft Gelegenheit, ihn auf der Höhe der Cocainwirkung zu beobachten. Auch jetzt noch, $1^1/_2$ Jahre nach der ersten Beobachtung, ist er — trotz immer wieder erneuter Vorsätze und gelegentlicher Arbeitsversuche — vom Cocain nicht losgekommen. Eine zunehmende sittliche Depravation ist unverkennbar; mehrere Delikte. Neigung zu Gewalttätigkeiten, verprügelte seinen Zimmerwirt, demolierte die Einrichtung. In seiner Intelligenz ist zweifellos eine Reduktion eingetreten. In Briefen ist er flüchtiger, in Gesprächen ärmlicher geworden. Wir haben ihn kürzlich wegen eines von der ständig gereizten Nase ausgehenden Erysipels behandelt.

12. R. K., 33 Jahre alt, zuletzt Filmschauspieler. Anfangs 1922 in völlig verarmtem und abgerissenem Zustande wegen exsudativer Pleuritis aufgenommen, die nach einigen Wochen abheilte. Aus der Vorgeschichte: schlechter Schüler, dann Magistratsschreiber, Unteroffizierschüler, Schiffsjunge, aktiv bei der Marine gedient, Irrenpfleger, Schauspieler, Filmstatist. Aus dem aktiven Dienst wegen nervöser Erregungszustände entlassen; während des Kriegsdienstes: Vorgesetztenbeleidigung, Fahnenflucht. Im Sommer 1919 lernte er durch einen Freund (der inzwischen Selbstmord beging) Cocain kennen, von dem er zunächst etwa $^1/_2$ g, später 1—2 g, jetzt etwa 3 g täglich verbrauchte, und das er sich angeblich durch gefälschtes Rezept zu erhöhtem Preis aus einer bestimmten Apotheke besorgte und im nächsten Hausflur zu schnupfen begann. Die Wirkung sei nach der ersten Prise, etwa 0,05 g, eingetreten. Aus seinem Selbstbericht: „Nach etwa 20 Minuten schwand alle Müdigkeit. Ein Empfinden, als ob neues Leben in meinen Körper drang. Herz und Puls schlugen sehr lebhaft. Die Pupillen vergrößerten sich zusehends. (Der Eintritt der Wirkung wurde mit dem Taschenspiegel verfolgt.) Vermeinte, kaum Boden unter den Füßen zu haben, war heiter und guter Dinge." Bald ohne rechte Wirkung mehr, stieg er — meist in einsamem Genuß — rasch zu höheren Dosen auf, was seine Nase, die übrigens eine Perforation der Scheidewand aufwies, derartig angriff, daß er oft für Tage aussetzen mußte. Der Appetit

schwand völlig, wechselte bei Aussetzen des Cocains mit gierigem Hunger, starker Kaffee-
und reichlicher Zigarettengenuß trat neben das Schnupfen; den Schlaf suchte er durch
Veronal zu erzwingen, von dem er zuletzt Monate hindurch abendlich 1 g und mehr nahm,
kein Alkoholabusus. Nächtliches planloses Umherirren, unmotivierbare Verfolgungsangst.
Eines Abends kurz vor seiner Krankenhausaufnahme nach einer besonders großen Dose
merkte er „noch nie empfundene Veränderungen". Er fühlte sich am ganzen Körper von
innen heraus glühen, in raschestem Tempo jagte er durch die Straßen, gewahrte zuerst ihm
über den Weg laufende Ratten und Mäuse, dann an einem Zaun, wohin er auch blickte, regungs-
lose menschliche Gestalten, die beim Hinzutreten sofort wieder verschwanden. „Trotz meines
erbärmlichen Zustandes sagte ich mir, es können nur Sinnestäuschungen, Einbildungen
sein, hervorgerufen durch das Cocain." Nach dem Aufwachen, falls es zum Schlafen gekommen war, fühlte er sich meist wüst im Kopf, dumpf, taumelig, bei ganz deutlichen Erinnerungen an die Geschehnisse des Vorabends im Gegensatz zu den Erinnerungen an eine
durchzechte Nacht, deren Ereignisse man „wie durch einen Nebel" sehe. Nie akustische
Halluzinationen, wohl aber Zwangsgedanken von verächtlichen über seine Person geführten
Gesprächen. Bei Gelegenheit mehrerer, immer auf seinen Wunsch abgebrochener Entwöhnungskuren — die letzten 2 Monate vor der hiesigen Aufnahme — wird er von seinen
damaligen Ärzten als ein mäßig intelligenter Mann geschildert mit anmaßendem Benehmen,
weitschweifiger Querulation, Prahlsucht und schauspielerisch-reizbarem Wesen, das oft
gegen Ärzte und Pfleger in maßlose Schimpfereien ausartet. Auch in unserer Beobachtung
stellte er sich als hochgradig Degenerierter vom Typ des reizbaren Psychopathen dar. Hoch-
mütig und verschlossen gegen die anderen Patienten, ausfallend, z. T. in obszöner Weise
skandalierend gegen das Pflegepersonal, dabei von überschwenglicher Dankbarkeit gegen
den behandelnden Arzt, dem er in gedankenflüchtigen Erzählungen und seitenlangen wort-
reichen, mit vielen Nachschriften und Paranthesen versehenen Briefen unter Entstellung
des Tatbestandes seine Unschuld beteuerte, und in welchen er sich übrigens als homo-
sexuell bekannte. Auch bei uns suchte er das Interesse junger Leute auf sich zu lenken,
wurde mehrfach von eifersüchtigsten Vorstellungen gequält, die er vor seiner Cocainzeit
nicht gekannt hätte. Angeblich setzt bei ihm Cocaingenuß Libido und Potenz herab; bei
regelmäßigem Genuß können Monate ohne sexuelle Betätigung vergehen. Daß R. K. während
seines Krankenhausaufenthaltes geschnupft hat, ist unwahrscheinlich; sicher ist, daß er
versucht hat, sich Cocain zu beschaffen. Seine Pupillen waren nie übermäßig weit; sein
Wesen unverändert querulatorisch, während er nach Aussage seiner früheren Zimmerwirtin
eigentlich nur bei dauerndem Cocaingenuß erträglich gewesen wäre. Vor allem war seine
Nahrungsaufnahme auch während der Fieberperiode übermäßig groß. Von körperlichen aufs
Cocain zu beziehenden Symptomen seien besonders starker Speichelfluß und eine sehr lebhafte Schweißabsonderung erwähnt. Nach einigen Wochen wegen seines querulatorischen
Wesens in ein anderes Krankenhaus verlegt, von wo er, nachdem er den Giftschrank zu erbrechen versucht hatte, in eine geschlossene Anstalt überführt wurde. Einige Monate später
wurde er nachts im Cocainrausch abermals unserem Krankenhause überwiesen, am nächsten
Morgen aber schon auf seinen dringenden Wunsch entlassen. Weitere Nachrichten fehlen.

13. R. F., 19 Jahre, Händler. Stammt aus psychopathisch schwer belasteter Familie. Er
selbst habe im 3. und 4. Lebensjahre an Krämpfen gelitten. Im Elternhaus von jeher lieb-
lose Behandlung. Mittelmäßiger Schüler einer höheren Lehranstalt. Seit dem 15. Jahre
Masturbation. Kein Interesse für Mädchen; Herrenbekanntschaften, regelrechte Prostitution. Als Tertianer „aus Sport" mit anderen Kameraden nächtlichen Einbruchsdiebstahl
verübt, Fürsorgeerziehung; wegen inverser Betätigung Überführung in geschlossene Anstalt.
Nach seiner Entlassung beteiligte er sich seit Anfang 1921 in einem geselligen Kreise Homosexueller zunächst aus Neugierde am Cocainschnupfen mit täglich einer Prise, nach 14 Tagen
nahm er etwa 0,3—0,5 g, später 1 bis mehrere Gramm. Die Wirkung habe früher in einem
etwa nach 20 Minuten einsetzenden Gefühl wohliger Leichtigkeit bestanden, dem nach
1—2 Stunden trotz wiederholter weiterer Einnahme eine schwermütige Stimmung folgte,
in der er die Leiden der ganzen Welt zu tragen vermeinte, sich „wie ein Märtyrer oder wie
Jesus" gefühlt habe, dabei mit seinen Kameraden mit leidendverklärtem Gesichtsausdruck
getanzt hätte; Suizidideen. In dieser Stimmungslage fand er Befriedigung; sie, nicht die
flüchtige Wohligkeitssensation, veranlaßte ihn jeden Abend zu erneuten Prisen. Nächtelang
irrte er ohne Schlafbedürfnis planlos umher, wußte am nächsten Tage genau die Erlebnisse

des Vorabends, empfand niemals Reue, sondern lediglich ein Bedauern, daß das wirkliche Weltbild anders sei als das durch Cocain erzeugte. Auf einmaligen Injektionsversuch hochgradiger Angstzustand mit anschließender Verfolgungshalluzination. Selbst Cocainhändler geworden, halten ihn die vielfachen Sorgen — Warenbeschaffung Verkauf, Polizei — den ganzen Abend in einer nervösen Hastigkeit, in der er keinen Moment ruhig sitzen bleibt, Gespräche im Satz abbricht, unruhig nach dem Eingang späht, in seinen Taschen nach angeblich verlorenen Dingen herumkramt, Prisen hochzieht, an den Nägeln kaut und sich tausenderlei Eintragungen in sein Notizbuch macht, immer in Angst, das Wichtigste zu vergessen, z. B. „G. kriegt von mir noch ein Pulver"; „mit F. wieder vertragen" usw. Verblüffend war der Eindruck des betreffenden Lokals, als ihm eines Abends eine Cocainsendung ausgeblieben war. Tonangebende, sonst tanz- und redelustige Cocainisten hockten gähnend in den Ecken; einige schliefen. — Niemals eigentliche Delirien, wohl aber akustische und optische Umdeutungen und Verkennungen, in denen er irrtümlicherweise sich immer wieder angerufen glaubte und in allen möglichen von ferne gehenden oder sitzenden jungen Leuten immer dieselbe, gerade jetzt herbeigewünschte Person zu sehen vermeinte. Sehr oft nach der „Arbeit" Versinken in Wachträume, in denen er sich reich sieht, umfangreiche finanzielle Aufstellungen entwirft, große Geschenke austeilt und oft genug in einem Kreis jüngerer Burschen, denen gegenüber er den „Kavalier" spielt, freigebig den Verdienst des Abends verschenkt. Erhebliche Vernachlässigung seines Anzuges und der körperlichen Pflege. Eines Nachts von Kriminalbeamten festgenommen, schnitt er sich die linke Pulsadergegend an, ohne vom Schnitt und der gleich angelegten Naht das geringste zu spüren, brachte im Polizeigewahrsam durch einen in die Urethra eingeführten Seifenspan eine alte Gonorrhöe provokatorisch zum Wiederaufflackern und entfloh der Spezialklinik, in die man ihn gebracht hatte. Körperlich: graziler Habitus, etwas verlebte und weichliche Gesichtszüge; mittelmäßiger Ernährungszustand. Bei Cocaingenuß das typische Aussehen: maximale, aber reaktionsfähige Pupille, weite Lidspalten, Blässe und leichter Schweiß im Gesicht, trockene Zunge und Lippen, Tremor der Hände, Nausea. Ekel beim Anblick fester Speisen, hochgradiger Durst. Am nächsten Mittag starker Hunger, reichliche Nahrungsaufnahme, bald darauf erste Prise. Psychisch: bei geringem Allgemeinwissen überdurchschnittliche Intelligenz von pfiffig-kaufmännischem Einschlag. Neigung, seine Erlebnisse und Gedanken bürokratisch zu registrieren. Mangel an moralischen Vorstellungen. Während des Cocaingenusses schwer fixierbar. Bemerkenswerte Verschiedenheiten der Cocainwirkung innerhalb seines gewohnten Milieus und anderswo, wo an Stelle der sonstigen Unbefangenheit die Selbstbeobachtung tritt. Libido angeblich durch Cocain gesteigert, aber auch indirekt die Potenz, weil er erst durch Cocain gewisse Hemmungen verliert. Ausschließlich inverse Betätigung. Bei Cocainenthaltung, die er einige Wochen durchgeführt habe, leide er zuerst sehr an Kopfschmerzen, großem Schlafbedürfnis und Schwere in allen Gliedern. Er glaubte, auch ohne Cocain auskommen zu können. Als er durch Krankheit stark heruntergekommen, davon lassen wollte, hat er sich aber überzeugen müssen, daß ihm schon eine Einschränkung des Verbrauches nicht gelang. Bei seiner vor einiger Zeit erfolgten Internierung in einer Anstalt für jugendliche Psychopathen habe er in der ersten Zeit das Cocain sehr entbehrt und sich matt gefühlt. Der Cocainhunger habe nach etwa 2—3 Wochen völlig aufgehört. Das körperliche Befinden besserte sich, er nahm im ganzen 18 Pfd. zu. Nach 13 wöchigem Aufenthalt ist er aus der Anstalt entwichen und hat noch am Abend seiner Ankunft in Berlin das Schnupfen und den Handel wieder begonnen. Er machte zunächst einen bedeutend gesünderen Eindruck. Inzwischen ist er dem Mißbrauch wieder stärker verfallen, er beklagt sich selbst über zunehmende Nervosität, bemerkt, daß er zerfahrener, flüchtiger, vergeßlicher geworden sei, leidet an Kopfschmerzen. Bei dem Versuch, Morphiuminjektionen an Stelle von Cocain zu nehmen, außerordentliche Müdigkeit, Gliederschwere, mehrfaches Erbrechen. In letzter Zeit trotz des Erbrechens dauernder Morphin- und Heroingenuß neben dem Cocain. Vgl. Auszug aus seinen Notizbüchern S. 102.

14. Frau K. E., 27 Jahre. Vater war Trinker. Mutter äußerst nervös. Ein Bruder periodischer Alkoholiker. Zwei Schwestern sind in der christian science tätig. K. E. als jüngstes Kind sehr verzogen. Gute Schülerin. Nie zu ernster Arbeit aufgelegt gewesen. Gelegentlich einer Blinddarmentzündung erste Bekanntschaft mit Morphium. Reagierte damals mit Erbrechen. Gewöhnte sich dann später an kleine innerliche Dosen, die ihr wegen Hustens

verschrieben waren. 1918 als Telephonistin in Warschau an Ruhr erkrankt. Bekam dort Morphiuminjektionen, die sie auch nach ihrer Genesung selbst, angeblich wegen Leibschmerzen, fortsetzte, wobei sie bald auf 15—20 cg kam. In Berlin spritzte sie dann weiter (Rezeptfälschungen). Die Morphiumwirkung bestand in herrlichen Wachträumen. Entziehungskur im Privatsanatorium mißglückte, da ihr eine Pflegerin Morphium zutrug. 1919 heiratete sie.

Bei einer zweiten Entziehungskur lernte sie eine Cocainistin kennen, auf deren Rat sie anfing, Cocain zu schnupfen. Da sie sofort zu sehr hohen Dosen griff, reagierte sie auf das Gift mit außerordentlicher Erregung, die sich besonders in Gesprächigkeit und motorische Unruhe umsetzte. Oft große Angst, konnte nicht allein bleiben. Sie mußte stundenlang umherlaufen. In jener Zeit moralisch völlig hemmungslos. Kaufte ständig die teuersten Sachen und verschleuderte sie wieder für Cocain. Völlige Insomnie, so daß sie wieder zum Morphium griff. Zu Beginn ihrer ersten Schwangerschaft nochmalige Entziehungskur. Nach der Entbindung (normales, kräftiges Kind) kam sie infolge der Bereitwilligkeit eines ihr bekannten Apothekers wieder zu hohen Morphiumdosen und mußte sich einer dritten Entziehungskur in einer Provinzialanstalt unterziehen. Hier wurde ein krankhaft gesteigertes Bedürfnis nach den verschiedensten Anregungsmitteln festgestellt. Bald wurde sie beim Zigarettenrauchen, bald beim Genuß von stärkstem Kaffee oder Tee betroffen. Nach einem Jahr in ein Hospital entlassen.

Psychischer Habitus: lebhaft, schwer fixierbar. Schnelle Auffassung, aber geringes Wissen, ausgesprochene Neigung, ihre politischen und philosophischen Kenntnisse vorzubringen, die aber ganz oberflächlicher Art sind. Die gleichen flachen Philosopheme werden ständig wiederholt. Auch während des Hospitalaufenthaltes toxikomanisch. Raucht, trinkt viel Tee und Kaffee, nimmt bei erster Gelegenheit unerlaubt Opiumtropfen, selbst an einer Flasche Chloroformliniment riecht sie dauernd in ihrem Drang nach Giftzufuhr.

Nach der Entlassung läßt sie sich bald wieder zu Alkohol-, Morphium- und Cocaingenuß verführen, angeblich durch einen sadistischen Arzt.

Bezüglich ihrer Sexualität will sie durch Morphium unmittelbar nach der Injektion geringere, nach einigen Stunden gesteigerte, auch „verfeinerte" Geschlechtslust gespürt haben, Drang nach Liebkosungen usw. Cocain nehme ihr den normalen Trieb. Sie werde masochistisch, will erniedrigt und gepeinigt werden, feteschistisch, zieht sich enge Handschuhe an usw., habe auch, wenn auch nicht stark, lesbische Empfindungen.

15. Frl. N. A., 21 Jahre. Vater Neurotiker (Erregungszustände), früher starker Trinker. Eine Schwester und ein Bruder sind in Fürsorgeerziehung.

Gute Schülerin. Kam bis zur 2. Klasse. Dann als Verkäuferin tätig. Nicht ausgelernt. Häufiger Stellungswechsel. War ein Vierteljahr am Varietétheater. Mit 16 Jahren erster geschlechtlicher Verkehr. Vor $2^{1}/_{2}$ Jahren Lues.

Lernte Cocain durch ihren Freund kennen (Kellner in einem Cocainlokal). Zunächst vereinzelte Prisen. 1922 zum ersten Male größere Mengen. Heftiges Beklemmungsgefühl. Zunächst lustig, zog von Lokal zu Lokal, sang viel, plötzlicher Stimmungsumschlag durch Alkohol. Sehr verstimmt und mürrisch. Seitdem häufig „Cocolores" bis zur völligen Bewußtlosigkeit. Wirkung: sentimentale Stimmung, grübelt gern oder tanzt stundenlang wie automatisch, ohne zu ermüden. Nach größeren Dosen ängstlich, glaubt, daß man von ihr spricht, hört dauernd jemand kommen. Vollkommen analgetisch, bemerkte zum Beispiel, als sie in eine Schlägerei geriet, eine blutende Wunde nicht. Starke Hautparästhesien, besonders Jucken, glaubt dann von Läusen befallen zu sein. Zuweilen sieht sie Gestalten, die durch die Tür treten oder langsam durch das Fenster steigen, die wie Krüppel aussehen oder andere ekelerregende Formen haben. Oft grimassieren sie. Fürchtet sich dann sehr und mahnt ihren Freund, nicht einzuschlafen, sondern aufzupassen. Cocain erhöhe ihre Alkoholtoleranz erheblich. Durch Cocain sexuell erregt. Seitdem sie schnupfe, sei sie nachlässiger und haltloser geworden. Keine Abstinenzerscheinungen. Man dürfe ihr aber nicht von Cocain sprechen und ihr keins zeigen, wenn sie ihm nicht sogleich wieder verfallen sollte.

16. A. V., 29 Jahre alt, Hausdiener. Seit 1919 Cocainschnupfer. Anfänglich täglich etwa 2 g Cocain verbraucht. Wegen Cocainhandels vorbestraft. Alkoholabstinent. Neuropathie erheblichen Grades. Cocainwirkung: Zunächst lebhafter Rededrang, „stark quaßlig", spricht in der Tat so überstürzt, daß ihm kaum zu folgen ist. Sodann außerordentlicher Bewegungstrieb, geht auf die Straße, Bekannte zu suchen, überhaupt oft „Suchkokolores". Bei größeren Dosen zwar keine Verfolgungsangst, doch Beziehungsideen. Lacht jemand,

so glaubt er, über ihn; ist reizbar. Wir selbst haben ihn mehrfach im Zustand höchster affektiver Erregung gesehen, wobei er von mehreren seiner Kameraden zur Verhütung von Gewalttaten festgehalten werden mußte. Darauf erfolgt stuporöser Zustand mit „Moralischem". Am nächsten Tage mürrisch, zänkisch.

Körperlich: während der Cocainwirkung Totalanalgesie (seine sonst schmerzhaften Ulcera cruris bemerkt er dann nicht mehr) und kribbelnde Sensationen der Haut, Nasenausfluß, Flimmern vor den Augen, zuweilen Atembeklemmung. Oft Heiserkeit. Als Dauererscheinung eine ihm zunächst unbekannte Perforation der Nasenscheidewand, auf die wir aufmerksam wurden, als er uns erzählte, er habe vor seiner Cocainzeit nur durch das eine Nasenloch Luft bekommen, könne aber jetzt seit Monaten durch beide frei atmen (Deviation des jetzt perforierten Septum). Sexuell: mäßige Potenzabnahme. Die längste Coainkarenz seit 1919 dauerte 4 Monate (Gefängnis), fühlte sich etwa 14 Tage lang sehr matt. Bleigefühl in den Beinen, vermehrtes Schlafbedürfnis. Der Cocainhunger wird in ihm nur dann wach, wenn er das Pulver sieht, wozu er in seinem geselligen Kreis allerdings beständig Gelegenheit hat. Schnupfte einmal wissentlich einen ganzen Abend Novocain: Augenflimmern, Nasenlaufen, psychische Erregung.

Protokoll Nr. 1.

L. E. (vgl. Krankengeschichte Nr. 7).

Beginn des Versuches um 9^{45} in Gegenwart seiner Freundin und der Referenten.

E. fühlt sich müde, hat die vorige Nacht viel Cocain geschnupft, kaum geschlafen. Im Vorversuch schnelle Assoziationen von normalem Typ.

Auf Aufforderung schreibt er rasch mit freier Handschrift ein paar Zeilen.

Bei der ersten Prise etwas affektiertes Wesen, forcierte Lustigkeit.

Nach der zweiten Prise Harn- und Stuhldrang. Innerhalb von $2^1/_2$ Stunden werden 0,6 g geschnupft (Prise = 0,1 g).

Körperliche Wirkung: starker Tremor, lebhafte Kaubewegungen, ticartige Gesichtszuckungen, Mydriasis. Puls 100.

Verhalten: in der ersten Stunde lebhaft, redselig, abgelenkt, wechselt oft den Gesprächsstoff. Nach 0,4 g allmählich ängstlicher werdend. Erschrickt bei Geräuschen, weicht furchtsam vor den Funken eines Feuerzeuges zurück, fühlt sich durch den erhobenen Bleistift bedroht. Eckige, betonte Bewegungen. Wäscht sich oft, will die Waschschüssel mit dem Handtuch auswischen und desinfizieren. Kämmt und bürstet sich oft. Ordnet häufig die Gegenstände, die auf dem Tisch liegen. Kramt viel in seinen Taschen herum.

Alle Handlungen werden nur stückweise ausgeführt, häufige Unterbrechungen. Jeder äußere Reiz lenkt ihn von der eben begonnenen Tätigkeit ab, die er dann aber wieder aufnimmt und hartnäckig festhält.

An einem kurzen Brief schreibt er jetzt etwa 25 Minuten, fragt nach Orthographischem, streitet sich dazwischen mit der Freundin herum. Schrift gegenüber der in nüchternem Zustand geschriebenen Probe sehr gehemmt. Fehl- und Kurzschlußhandlungen. Taucht die Feder in ein Wasserglas, will eine Zigarette über der elektrischen Lampe anzünden. Ist nur mühsam zu bewegen, mit dem Schreiben aufzuhören.

12^{10}: Assoziationsversuch. Reaktionszeit verlangsamt. Antwortet häufig mit ja, nein, ist gut, ist schlecht.

12^{30}: Schließt auf Befehl etwas ängstlich die Augen. Beim Bulbusdruck: „Draußen ist niemand? Nein? Doktor, gehn Sie weg mit dem Blei. Was wollen Sie? Na, nicht doch. S'ist gut. Das schimmert ja so? Komm, wir gehen. Anna, paß auf, das Auto. Anna los! (Sehr ängstlich.) Gut gemacht! Nein, Anna, geh zu Hause. Ich werde dir sagen... Da ist eine Hand. Die linke Hand, der Daumen steht nach oben!" Auf Frage: Sehen Sie den Ring? „Ich seh nur einen Reifen. Hier ist das Auto. Ist gut — laß fahren. Ist schon weg. Wie kommt das, ich seh nichts. Meine Augen......"

Öffnet die Augen: Auf die Frage: Was war eben? „Ich bin ein ruhiger Mensch. (Sehr erregt.) Haben Sie eine Waffe bei sich? (gereizt): Wo ist der Ring?" Geht auf einen Arztmantel zu: „Wo ist die Frau, hier ist doch das Kleid von der Frau!"

Etwas ruhiger erzählt er, er sei mit seiner Freundin eben auf der Straße gewesen, ein Auto sei gekommen, nennt die Wagennummer, beinahe seien sie überfahren worden, habe sich mit dem Chauffeur gestritten. Weiß nicht, wie er aus der Stube auf die Straße gekommen sei, hält aber an der Realität des Erlebten fest.

Bei Abbruch des Versuches durchsucht er sämtliche Taschen nach seinen Papieren. Äußerst unruhig. Seinen Shawl will er nicht mitnehmen, sieht Ungeziefer darin, wickelt ihn in Zeitungspapier, um ihn von der nächsten Brücke in die Spree zu werfen. Schleicht auf den Zehen aus dem Haus, ängstlich fragend, ob unten niemand stehe.

Nachfrage am nächsten Tag ergibt, daß er mit seiner Freundin noch in ein Lokal gegangen sei. Verhalten war erregt, sprach sehr laut, bestellte sich Bier, trank nur wenige Schluck, warnte die Begleiterin zu trinken, es sei Gift darin und zog sie rasch voller Angst aus dem Lokal.

In einer anderen Kneipe bestellte er zwei Liköre, hielt auch diese für vergiftet, die Farbe sei zu rot, verlangte von dem Wirt ein Messer, um das Gift herauszufischen. Tintenflecke an den Fingern der Freundin deutete er als erste Zeichen der Vergiftung.

Auf der Straße traute er sich nicht, an einen Passanten heranzutreten, sondern fragte über den Damm hinweg nach der Zeit. Flüchtete häufig vor Vorübergehenden in Hausflure.

In der Straßenbahn bat er den Schaffner, dafür zu sorgen, daß die Leute ihn nicht so ansähen, ging dann in ein Hotel, schnupfte noch etwas, schlief aber bald ein.

Erinnerte sich selbst nach einigen Tagen nur ungenau der Ereignisse, behauptete auch jetzt noch, er sei mit seiner Freundin kurze Zeit aus dem Zimmer gegangen und auf der Straße gewesen. Wiederholte die Autonummer.

Protokoll Nr. 2.

Schnupfversuch. V. P. Dr. F.

Beginn: 9^{30}. Mäßiges Müdigkeitsgefühl.

Im Vorversuch werden folgende Leistungen verlangt: Setzen von Bleistiftpunkten auf ein Papierquadrat. Lesen von Sätzen aus einem wissenschaftlichen Buch. Die Zeitdauer wird mit der Sekundenuhr festgestellt. Die Feststellung der Leistung erfolgt durch Auszählen der Punkte bzw. Silben. Zehn leichte und acht ungewöhnliche Vornamen sind nach mehrmaligem Vorlesen zu reproduzieren, desgleichen 10 sinnlose Silben.

Um 10 Uhr erste Prise zu 0,05 g. V. P. gähnt mehrfach. Nach der dritten Prise (= 0,15 g) 10^{21} kein Müdigkeitsgefühl mehr. Nach der fünften (= 0,25 g) Puls 88 gegen 80 bei Versuchsbeginn. Mydriasis.

10^{38} Wiederholung der oben beschriebenen Leistungen. Sowohl Punktzahl wie Zahl der gelesenen Silben ist die gleiche wie vor den Cocainprisen. Desgleichen sind die Gedächtnisleistungen entsprechende geblieben. Bei diesen besteht jedoch subjektiv ein deutliches Gefühl der Erschwerung.

11^{15} Abbruch des Versuches bei völligem Fehlen der Müdigkeit und ausgesprochener Arbeitsstimmung. Empfindet die Gegenwart des Beobachters als störend. Hat das Bedürfnis, seine ärztliche Autorität zum Ausdruck zu bringen (Kontrolle von Nachtwachen). Puls 88, etwas unregelmäßig. Pupillen noch erweitert.

11^{45} Abklingen der erethischen Stimmung.

Protokoll Nr. 3.

N. A. (vgl. Krankengeschichte Nr. 15).

Beginn des Versuches in Gegenwart ihres Freundes und der Referenten.

Beim Vorversuch sehr gehemmt. Ist nicht dazu zu bewegen, ein paar Zeilen zu schreiben. Text zwecks Schriftprobe muß ihr diktiert werden. Im Assoziationsversuch infantile Reaktionen. Reaktionszeit kurz.

Schon nach der ersten Prise freieres Benehmen. Wird lustig, lacht, erzählt, diskutiert und streitet mit ihrem Freund.

Nach 0,3 g Cocain sentimentale Stimmung, möchte Musik hören, malt ein Zusammensein mit ihrer Freundin in einem Separé von Hamburg aus.

Auf der Höhe der Cocainwirkung erneuter Assoziationsversuch, keine besonderen Differenzen.

Nach 0,5 g Cocain: auf Bulbusdruck beschreibt sie bei der Frage, ob sie etwas sähe, zunächst Farbenwahrnehmungen. Sieht dann plötzlich einen Jungen mit Schillerkragen. Ist dabei sehr aufgeregt. Dann ein Rad mit schwarzen Punkten. Eine Landkarte. „Jetzt flimmert es, ist so wie Wolken, wie Gewitter, — nun wieder schön hell, — es regnet."

Beim Öffnen der Augen sofort orientiert, schreibt jetzt einen längeren Brief; unterbricht sich oft mit Schnupfen oder Erzählungen. Rascher Gedankenzufluß. Fragt einmal, wie ein

V gemacht wird. Ist in dauernder Unruhe. Alles, was auf dem Tisch liegt, baut sie um sich herum auf (Ordnung machen!), will sich nichts fortnehmen lassen. Den Tisch wischt sie mehrfach mit einem sehr schmutzigen Taschentuch ab. Reinigt sich die Nägel. Jeder Rest von Cocain wird gierig aufgeleckt. Versucht, dem Freund Cocain wegzunehmen. Bricht auch ihr Versprechen, eine kleine Zeit hindurch nicht zu schnupfen.

Handlungen sehr abrupt. Will eine Prise nehmen, nimmt das Pulver in die Hand, hält inne, erzählt, führt erst eine andere Handlung aus, setzt dann wieder zu schnupfen an, unterbricht sich mehrmals.

Beim Weggang bittet sie um Cocain. Sieht sich heimlich im Zimmer um, ob sie es entdeckt. Bittet leise bald den einen, bald den anderen der Referenten um Prisen, dabei Zeichen gebend, nichts zu verraten.

Auf dem Nachhauseweg sehr große Unsicherheit, z. T. durch ihren Freund induziert. Im Hotel gab dieser ihr noch von seinem Cocain. Plötzlicher Stimmungsumschlag. Empfand Ekel vor diesem Cocain. Hatte noch den „Duft des anderen Cocains" in der Nase. Macht sich moralische Vorwürfe. Im Dunkeln traten plötzlich Spukgestalten auf. Sah drei Puppen mit großen Köpfen und kleinen Gliedern. Dann einen großen Windhund, der den Kopf zu ihr drehte. „War unfähig, hinzugehen, war wie gelähmt."

Am nächsten Tage starkes Mattigkeitsgefühl. Erinnert sich auf Befragen an den Brief, den sie geschrieben hat. Andere Einzelheiten ihres Verhaltens werden auch auf Vorhalten nicht ins Gedächtnis zurückgerufen, nur die allgemeine Stimmung habe sie noch in Erinnerung.

Aufzeichnungen von Cocainisten.

Aus dem Notizbuch von R. F.   (Vgl. Krankengeschichte Nr. 13.)

(Im Rausch niedergeschriebene Notizen.)

10. IX. 22.

Harry festhalten wenn Harry venit[1])
Span. Paul ocke [2])
Paul amicus muß auf mich aufpassen oder wir trennen uns.
Emil jedenfalls nicht bezahlt (200.0)
Hans ganz mit mihi oder nihil si er vult
Scheck einlösen
Von K. E. 1700.00 holen 3 Uhr
Von Gärtner mein Bild holen
Was hat Oskar Hellwig von mir??? Wiev. Geld
Karl Arnstein mein amicus soll auf mich aufpassen.

6. X. 22.

Kleiner Kurt ganz erledigt — nicht beachten.
Max Eger soll mein Freund sein von morgen ab alles für Ihn tun.
Gregor Mahlow morgen die Gesamtsumme feststellen er muß abbitten sonst contra agere
    non omnis dare
Pfand Mantel einlösen.

11. X. 22.

mea mater 500,00 M holen und non mehr videre
mater Sachen holen dafür pecuniam dare.
pater aussprechen die ganze krasse veritas dicere (ad finem)
von mater libri holen et omnes Schulden et was ego ad bekommen habere zusammenstellen
    und in veto die erledigen
ad finem cum puella $L\ \mu ak$ somnare et vor oculis der $Wavia$ moritus pro $ev\chi$ einen ultimo
    gratulatia
$Hel\nu\xi$ semper bonus pro me.
$Wi\lambda\lambda\ v\ F\varrho\epsilon\iota\beta\sigma\upsilon\varrho\gamma\ \mu\epsilon\iota\nu\ \dot{\alpha}\mu\iota\kappa\upsilon\mu\ \delta\tilde{\eta}\varrho$ einzige
$\zeta\upsilon\mu$ finem $\kappa\omega\kappa\omega\lambda\omega\varrho\epsilon\sigma$ et dann $\kappa\upsilon\gamma\epsilon\lambda\ w\tilde{\alpha}\nu\jmath\ddot{a}$.

---

[1]) Die fremdsprachigen Wörter und Schriftzeichen wurden von F. lediglich als „Geheimsprache" benutzt.

[2]) ocke: Vulgärausdruck, bedeutet erledigt, abgetan.

Sonnabend 18. X.

Kurt, Fritz.

Prager Ernst 100.00 gut

Wie soll ich Henri begreifen

Kellner Franz hat meine Spritze

Armband verborgt

Von Bruno Messer retour

Schilderung eines Rausches.

K. E. beschreibt einen Cocainrausch in folgender Weise: „Überall sah ich meinen Vater und meine Braut, die mich anscheinend suchten, und als ich dann vor den einzelnen Gestalten ausrückte, da ich anfänglich glaubte, es wären wirklich die Genannten, sah ich sie schließlich überall, und es begann eine Verfolgung beinahe auf Leben und Tod. Je mehr ich vor den Gestalten flüchtete, ja zuletzt rannte, je enger schlossen sie mich ein. Ja, zuletzt begannen dieselben in drohendem Tone zu sprechen. Einige bedrohten mich mit Schlägen, andere wieder, von denen ich eine gute Meinung hatte, redeten mir gut zu. Schließlich begann ich zu überlegen, daß es gar nicht möglich wäre, was ich mir anscheinend einbildete, — ich begann mit Energie die einzelnen Gestalten zu ergründen, jedoch ohne Erfolg; es wurde schlimmer und schlimmer, ich sprang vor Verzweiflung durch Anhänger und Vorderwagen der Elektrischen, hielt Autos an usw. Schließlich muß wohl mein Tun aufgefallen sein. Ich sah einige Polizeibeamte, und, da mich nun auch diese verfolgten, wußte ich keinen Rat mehr. Ich hatte in meiner Angst die Absicht, in den Kanal zu stürzen, — es war in der Gegend des Spittelmarktes — jedoch bei Ansicht des Wassers regte sich abermals mein Selbstgefühl, und ich sagte mir, du nimmst den Kampf auf. Es regte sich mit einem Male ein komisches Ichgefühl, beinahe wie Größenwahn; es war mir, als wenn mich Suggestion am Leben erhielt. Ich sah meinen Vater auf mich zukommen, welcher mich mit einem Beile erschlagen wollte. Ich trat ihm entgegen und bekam einen Schlag. Mehrere Leute hielten mich fest und brachten mich zur Rettungsstelle.“

Cocain.

Glitzernd weißkrystallener Giftstaub
In der kleinen runden Dose,
Welcher alles läßt vergessen,
Sanft dich führt ins Zeitenlose.

Keiner, einmal dir verfallen,
Dem du Wonnen hast gespendet,
Kann entfliehen deinem Banne,
Bis er einst durch dich geendet.

Dieses Ende stets vor Augen
Kann doch keiner von dir lassen.
Ohne Antwort bleibt die Frage,
Ob dich lieben oder hassen.

Deine Wirkung bannt Gedanken,
Welche schwer die Seele drücken,
Und so läßt du deine Sklaven
Sorgenlos die Welt erblicken.

Wehe, wenn vorbei die Wirkung,
Das Bewußtsein wiederkehret,
Der Gedanken schonungslose
Klarheit sich des Rausches wehret.

Darum dient und helft mir wieder,
Glitzernd weiße Giftkrystalle,
Daß in allen Nerven bebend
Eurem Wirken ich verfalle.

Langsam in dem süßen Rausche
Meine Seele Ruhe findet,
Von mir weichen alle Sorgen
Und die Wirklichkeit entschwindet.

Reichsgesetzliche Bestimmungen.

Cocain gehört zunächst zu jenen Arzneimitteln, die nur gegen Rezept ans Publikum abgegeben werden dürfen, und zwar zu jener Gruppe, deren wiederholte Abgabe nur auf jedesmal erneute, schriftliche, mit Datum versehene ärztliche Anweisung erfolgen darf. Für nasale Applikation darf auf das erstmalige Rezept nur dann erneut abgegeben werden, wenn die Gesamtmenge Cocain in der betreffenden Zubereitung 0,03 g nicht übersteigt (Bundesratsbeschlüsse vom 13. 5. 1896, 22. 3. 1898, 6. 2. 1908, Reichsratsbeschluß vom 12. 2. 1922). Cocain darf außerhalb der Apotheken nicht feilgehalten oder verkauft werden. Dieser Bestimmung unterliegt der Großhandel nicht (Kaiserl. Verordnung vom 22. 10. 1901, Reichsgesetzblatt 1901, S. 380). Durch Reichsgesetz vom 30. Dezember 1920 (Reichsgesetzblatt 1921, S. 2) ist Deutschland dem internationalen Opiumabkommen vom Januar 1912 beigetreten. Danach unterliegen neben den Opiaten auch das Cocain, sowie alle Zubereitungen, die mehr als 0,1 % Cocain enthalten, hinsichtlich der Einfuhr und Ausfuhr, der Herstellung und der Verarbeitung, sowie des Verkehrs einer behördlichen Aufsicht, die durch das Reichsgesundheitsamt ausgeübt wird.

Das Reichsgesundheitsamt ist berechtigt, die Örtlichkeiten, in denen die ... genannten Stoffe und Zubereitungen hergestellt, verarbeitet, aufbewahrt, feilgehalten oder abgegeben werden, zu besichtigen.

Auf Verlangen ist ihm über Ort, Zeit und Menge der Ein- und Ausfuhr, über die Person des Lieferers oder Empfängers, sowie über alle, den Verkehr mit diesen Stoffen und Zubereitungen betreffenden Fragen Auskunft zu erteilen und Einsicht in die geschäftlichen Aufzeichnungen und Bücher zu gewähren.

Weitere Bestimmungen des Gesetzes regeln die Erteilung einer besonderen Erlaubnis für Herstellung und Verarbeitung der betreffenden Stoffe, die befristet versagt und widerrufen werden kann. Sie betreffen fernerhin die Notwendigkeit eines Bezugsscheines, der auf Antrag von der unter Aufsicht des Reichsgesundheitsamtes stehenden Opiumstelle ausgestellt wird, genauer Buchführung über Bestand, Ein- und Ausgang, Verarbeitung, sowie über den Lieferer und Empfänger der betreffenden Gifte. In Apotheken darf Cocain ohne die obenerwähnte besondere Erlaubnis jedoch nur als Heilmittel erworben oder abgegeben werden. Die Ausfuhr nach jenen Ländern, die dem internationalen Opiumabkommen beigetreten sind, darf nur unter Beachtung der Bestimmungen erfolgen, die von dem Einfuhrland für die Einfuhr dieser Stoffe erlassen sind.

Wer gegen diese Bestimmungen verstößt, wird, sofern nicht nach anderen Strafgesetzen schwerere Strafe verwirkt ist, mit Gefängnis bis zu 6 Monaten und mit Geldstrafen bis zu 10 000 M. oder mit einer dieser Strafen bestraft. Neben der Strafe kann auf Einziehung der Gegenstände, auf die sich die strafbare Handlung bezieht, erkannt werden, ohne Unterschied, ob sie dem Täter gehören oder nicht.

Eine Ausführungsbestimmung zu dem soeben erwähnten Reichsgesetz datiert vom 26. Februar 1921 (Reichsgesetzblatt 1921, S. 203). Sie setzt fest, daß die Erlaubnis zur Herstellung und Verarbeitung, sowie zum Handel mit den im Gesetz genannten Stoffen möglichst nur chemischen Großfirmen erteilt werden soll, und daß außer der persönlichen Zuverlässigkeit des Nachsuchenden auch die Bedürfnisfrage zu prüfen ist. Zwecks genauer Kontrolle des Verbleibs der betreffenden Substanzen wird bestimmt, daß der durch die Opiumstelle geprüfte Bezugsschein an den Lieferer weitergegeben werden und von ihm als Beleg Verwendung finden soll. Die Prüfung für Ein- und Ausfuhr unterliegt der gemeinsamen Prüfung des Reichskommissars für Ein- und Ausfuhrbewilligung sowie dem Reichsgesundheitsamt.

Eine Reihe von landesgesetzlichen Bestimmungen setzt die ausführende Behörde für das Reichsgesetz fest, einige Länder haben erneute Erinnerungen dieses Gesetzes und seiner Ausführungsbestimmungen erlassen, um der Gefahr einer Weiterverbreitung des Cocainmißbrauchs vorzubeugen.

Ein Erlaß des preußischen Ministers für Volkswohlfahrt vom 18. 4. 1922 weist auf die Notwendigkeit hin, die Abgabe von starkwirkenden Arzneien durch die Dentaldepots an die Zahnärzte und Zahntechniker besonders zu überwachen.

Von einem Abdruck uns vorliegender ausländischer Statistiken über Ein- und Ausfuhr sowie über den Verbrauch des Cocains sehen wir wegen ihrer Unzulänglichkeit ab.

Literaturverzeichnis.

Anselmino: Diskussionsbem. zu dem Vortrage von Joël. Med. Klinik 1923. S. 257.
Anrep: Über die physiologische Wirkung des Cocains. Pflügers Arch. f. d. ges. Physiol.
    Bd. 21, S. 38. 1880.
Aschenbrandt: Der Cocawein, ein neues Verpflegungsmittel. Allg. Mil.-Ztg. 1886. S. 509.
Bakody: Wirkung des Cocains auf das vegetative Nervensystem bei Schizophrenie. Dtsch.
    Zeitschr. f. Nervenheilk. Bd. 77, S. 316. 1923.
Barde und Benoit: Les troubles de la sensibilité dans la morphiomanie, la cocainomanie
    et l'héroinisme. Encéphale, Tom. 1, p. 257. 1911.
Bentley: Detroit. therap. Gaz. 1878. Zit. bei Erlenmeyer.
Berger: Zur Pathogenese des katatonischen Stupors. Münch. med. Wochenschr. 1921.
    Nr. 15.
Berze: Die primäre Insuffizienz der psychischen Aktivität. Wien 1914.
Bleuler: Diskussionsbem. zu dem Vortrage von H. W. Maier. Schweiz. Arch. f. Nerven-
    krankh. Bd. 1, S. 243, 1920.
v. Bibra: Die narkotischen Genußmittel und der Mensch. Nürnberg 1855.
Bohne: Ein Fall von Cocainvergiftung. Dtsch. med. Wochenschr. 1904. S. 1084.
Bonhoeffer: Die akuten Geisteskrankheiten der Gewohnheitstrinker. Jena 1901.
— Psychosen infolge von akuten Infektionen. Handb. d. Psych. 3. Bd. S. 108.
Bonnani: Boll. d. R. accad. med. di Roma, Vol. 26, p. 7. 1900. Zit. bei Maly 1900. S. 570.
Bose: Cocain-Intoxication. Brit. med. Journ. 1902. p. 1021.
Briand und Vichon: Les priseurs de cocaine. Ref. Zeitschr. f. d. ges. Neurol. u. Psychiatr.
    Ref. Bd. 6, S. 1084. 1913.
Capaldo: Arch. ital. di biol. Vol. 50, p. 369. 1909.
Casparjanz: Verhandlungsber. d. Moskauer Ges. f. Otolaryngol. 1908 (russisch).
Chouppe: Note à propos du mode d'action de la cocaine. Cpt. rend. des séances de la soc.
    de biol. 1887. p. 574.
Cloëtta: Vergiftungen. Im Mohr - Staehelin: Handb. d. inn. Med. Bd. 6, S. 698. 1919.
Coronedi: L'attuale epidemia di cocainismo. Giorn. di clin. med. Vol. 2, p. 321. 1922.
da Costa: 4 cases of cocaine delir. Journ. of nerv. and ment. diseases 1889. p. 185.
Courtois - Suffit und Giroux: La cocainomanie. Presse méd. 1922. p. 1253.
— — Le trafic de la cocaine d'après les documents judicaires récents. Ann. d'hygiéne
    publique. Tom. 35, p. 251. 1921.
— — La cocaine. Paris 1918.
Cramer: L'intoxication par la cocaine et la cocainomanie. Rev. neurol. de la Suisse romande.
    Tom. 41, p. 812. 1921.
Cramer, A.: Gerichtliche Psychiatrie. 2. Aufl. Jena 1900. S. 106.
Decker: Beiträge über die anästhesierende Wirkung des Cocains. Münch. med. Wochen-
    schrift 1887. S. 749.
Déjérine: Sur un cas d'empoisonnement par injection soucoutanée de cocaine chez un
    cocainomane. Cpt. rend. 1887. p. 772.
Démole: Disk.-Bem. z. d. Vortrage von Cramer. Rev. méd. de la Suisse romande. Vol. 41,
    p. 806. 1921.
Deutsch: Alkohol und Homosexualität. Wien. klin. Wochenschr. 1913. S. 102.
Deutsches Arzneibuch: 5. Ausgabe 1913.
Dixon: The drug habit. Brit. med. journ. 1921. p. 8119.
Dragotti: Cocaine e cocainismo. Policlinico. Vol. 28, p. 1099. 1921.

Dupré und Logre: zit. bei Courtois-Suffit und Giroux.

Ehrlich: Studien in der Cocainreihe. Dtsch. med. Wochenschr. 1890. S. 717.

Eicken, van: Diskussionsbem. zu dem Vortrage von Joël. Berl. med. Ges. — Med. Klinik 1923. S. 257.

Engelhard: Ein Beitrag zum Kapitel Anaesthetica in der Rhino-Laryngologie. Monatsschr. f. Ohrenheilk. u. Laryngo-Rhinol. Bd. 45, S. 1327. 1911.

Erlenmeyer: Die Cocainomanie. Med. Zeitung 1886. Nr. 44.

— Chronischer Cocainismus. Handb. d. Therap. inn. Krankh. Bd. 2, S. 623. 1902.

— Die Morphiumsucht. Neuwied 1887.

Erler: Über schädliche Wirkung durch lokale Reaktion nach Salvarsanbehandlung usw. Monatsschr. f. Ohrenheilk. u. Laryngo-Rhinol. Bd. 45, S. 1045. 1911.

Fabry: Chlorcalcium bei Cocainvergiftung. Münch. med. Wochenschr. 1922. S. 966.

Fagerlund: Vergiftungen in Finnland in den Jahren 1880—1893. Vierteljahrsschr. f. gerichtl. Med. u. öff. Sanitätsw. 3. Folge, Bd. 8, S. 91. 1894.

Falk: Über Nebenwirkungen und Intoxikationen bei der Anwendung neuerer Arzneimittel. Therap. Monatsh. Bd. 4, S. 511. 1890.

Farr: Morphine and heroine habits. New York med. journ. 1915. p. 892.

Feinberg: Zur Cocainwirkung. Berlin. klin. Wochenschr. 1886. Nr. 52.

— Weitere Mitteilungen zur psychologischen Cocainwirkung. Berlin. klin. Wochenschr. 1887. S. 166.

Filehne: Die lokal-anästhesierende Wirkung von Benzoylderivaten. Berlin. klin. Wochenschr. 1887. S. 107.

Fleischer: Über die Einwirkung des Cocainum muriaticum auf das Nervensystem und den tierischen Stoffwechsel. Arch. f. klin. Med. Bd. 42, S. 82. 1888.

Fränkel, F.: Bemerkungen zu Marx' Beitrag: Zur Psychologie der Cocainomanie. Zeitschrift f. d. ges. Neurol. u. Psychiatr. Bd. 85, S. 61. 1923.

Fränkel, S.: Arzneimittelsynthese. Berlin 1921. S. 333 ff.

Frank und Katz: Über die Aufhebung des Muskeltonus durch Cocain und Novocain. Arch. f. exp. Pathol. u. Pharmakol. Bd. 90, S. 149. 1921.

Frank, Underhill and Black: Journ. of biol. chem. Vol. 11, p. 235. 1912. Zit. bei Maly 1912. S. 1171.

Frantz: Über die individuelle Verschiedenheit im Wirkungsatlauf mittlerer Cocaindosen beim Menschen. Inaug.-Diss. Berlin 1923.

Freud: Über Coca. Zentralbl. f. d. ges. Therap. Bd. 3, S. 289. 1884.

Friedländer: Über Morphinismus und Cocainismus. Med. Klinik 1913. S. 1577.

Fröhlich und Loewi: Über eine Steigerung der Adrenalinempfindlichkeit durch Cocain. Arch. f. exp. Pathol. u. Pharmakol. Bd. 62, S. 160. 1910.

Fühner: Deutsche Arzneimittel. Zeitschr. f. ärztl. Fortbild. Bd. 17, S. 548. 1920.

Goldscheider: Die Wirkung des Cocains und anderer Anaesthetica auf die Sinnesnerven der Haut. Monatsschr. f. prakt. Dermatol. Bd. 5, S. 49. 1886.

Gordon: Insanities caused by acute and chronic intoxication with opium and cocain. Journ. of the Americ. med. assoc. Vol. 51, p. 97. 1908.

Gottlieb: Pharmakologische Untersuchungen über die Stereoisomerie der Cocaine. Arch. f. exp. Pathol. u. Pharmakol. Bd. 97, S. 113. 1923.

Grode: Über die Wirkung längerer Cocaindarreichung bei Tieren. Arch. f. exp. Pathol. u. Pharmakol. Bd. 67, S. 172. 1912.

Guttmann: Halluzinationen und andere Folgeerscheinungen nach experimentellen Vergiftungen mit Anhalonium. Berlin. klin. Wochenschr. 1921. S. 815.

Hager: Handb. d. pharmazeut. Praxis. Berlin 1919.

Hahn: Diskussionsbem. zu dem Vortrag von Joël. Med. Klinik 1923. S. 257.

Hammond: Remarks on cocain and so called cocainhabit. Journ. of nerv. ment. disa. Vol. 13, p. 754. 1886.

Haupt: Ein Fall von Cocainsucht bei einem Kinde. Dtsch. med. Zeitung 1886. Nr. 75.

Heffter: Über Pellote. Arch. f. exp. Pathol. u. Pharmakol. Bd. 40, S. 385. 1898.

Heilbronner: Cocainpsychose? Ein Beitrag zur Begutachtung ätiologischer Zusammenhänge. Zeitschr. f. d. ges. Neurol. u. Psychiatr. Bd. 15, S. 415. 1913.

Heimann: Cocain in der Psychiatrie. Berlin. klin. Wochenschr. 1887. S. 278.

Helmzing: Über den Nachweis des Cocains im Tierkörper. Med. Inaug.-Diss. Dorpat 1886.

Hempel: Über einen Selbstmordversuch mit Cocain. Med. Inaug.-Diss. Leipzig 1904.

Herzog und Hanner: Die chemischen und physikalischen Prüfungsmethoden des Deutschen Arzneibuches. 5. Ausgabe. Berlin 1913.

Hinsen: Cocainwirkung bei stuporösen Paralysen. Zeitschr. f. d. ges. Neurol. u. Psychiatr. Bd. 74, S. 602. 1922.

Hirsch: Neue Wege zur Cocainersparnis bei Oberflächenanästhesie. Dtsch. med. Wochenschrift 1921. S. 239.

Hofvendahl: Zur Bekämpfung der Cocainvergiftung. Monatsschr. f. Ohrenheilk. u. Laryngo-Rhinol. Bd. 55, S. 887. 1921.

— Die Bekämpfung der Cocainvergiftung im Tierversuch. Zeitschr. f. Hals-, Nasen- u. Ohrenheilk. Bd. 1, S. 233. 1922.

Hunziker: Über Cocainismus und seine Bekämpfung. Schweiz. Apotheker-Zeitung 1922. Nr. 45.

Ilberg: Diskussionsbem. Allg. Zeitschr. f. Psychiatr. Bd. 79, S. 443. 1923.

Isenschmidt: Über die Wirkung der die Körpertemperatur beeinflussenden Gifte auf Tiere ohne Wärmeregulation. Arch. f. exp. Pathol. u. Pharmakol. Bd. 85, S. 271.

Mc. Iver u. Price: Drug addiction. Journ. of the Americ. med. assoc. 1916. p. 476.

Jäkel: Zur Behandlung der Morphiumsucht mittels Cocain. Dtsch. med. Zeitung 1885. Nr. 83.

Joël: Studien über Cocainismus. Therap. d. Gegenw. 1922. Nr. 7.

— Cocainismus. Med. Klinik 1923. Nr. 24.

— Zur Pathologie der Gewöhnung. Therapie d. Gegenw. 1923. Nr. 11 und 12.

Kobert: Über die Beeinflussung der peripheren Gefäße durch pharmakologische Agenzien. Arch. f. exp. Pathol. u. Pharmakol. Bd. 22. S. 77. 1887.

— Lehrbuch der Intoxikationen. II. 2. Aufl. 1916.

Kochmann: Wirkung des Cocains auf das Froschherz und seine Gewöhnung an das Gift. Pflügers Arch. f. d. ges. Physiol. Bd. 190, S. 158. 1921.

— und Zorn: Über die Kombination von Arzneimitteln. Dtsch. med. Wochenschr. 1912. S. 1589.

Kohlhardt: Über Entgiftung des Cocains im Tierkörper. Arch. f. klin. Chirurg. Bd. 64, S. 927. 1901.

Kraepelin: Lehrbuch der Psychiatrie. Bd. 2, S. 228. 1910.

Kunkel: Handbuch der Toxikologie. Jena 1899. S. 719.

Ladame: Diskussionsbem. z. d. Ref. von Maier. Schweiz. Arch. f. Nervenkrankh. Bd. 1, S. 243. 1918.

Lange: Psychologische Untersuchungen über die Wirkung von Cocain, Scopolamin und Morphium. Kraepelins psychol. Arbeiten. Bd. 7, Heft 2. 1922.

Laubi: Beitrag zur Cocainwirkung. Korresp.-Blatt f. Schweiz. Ärzte 1886. S. 615.

Lemaire: Thèse de Paris 1904. Ref. in der Ärztl. Sachverst.-Zeit. 1905. S. 549.

Leppmann: Zur forensischen Bedeutung des Cocainmißbrauchs. Ärztl. Sachverst.-Zeit. Bd. 27, S. 89. 1921.

Levy: Experimentelle Untersuchungen über die Wirkung des Cocains bei längerer Darreichung. Med. Inaug.-Diss. Straßburg 1913.

Lewin: Die Nebenwirkungen der Arzneimittel. Berlin 1899. S. 206.

— Ref. über Pharmakologie und Toxikologie. Berlin. klin. Wochenschr. 1885. S. 321.

Liepmann: Über die Delirien der Alkoholisten. Arch. f. Psychiatrie u. Nervenkrankh. Bd. 27, S. 172. 1895.

Lindworsky: Wahrnehmung und Vorstellung. Zeitschr. f. Psychol. Bd. 80, S. 201. 1918.

Maaß: Trivalin. Dtsch. med. Wochenschr. 1920. S. 884.

Maerkel: Zur Cocain-Wirkung und -Gefahr. Berlin. klin. Wochenschr. 1886. S. 158.

Maestro: Lo sperimentale, Vol. 58, p. 599. 1904. Zit. bei Maly 1904. S. 773.

Magnan und Saury: Trois cas de cocainisme chronique. Cpt. rend. des séances de la soc. de biol. 1889. p. 60.

Maier: Referat. Schweiz. Arch. f. Nervenkrankh. Bd. 1, S. 243. 1918.

Mannheim: Über das Cocain und seine Gefahren. Zeitschr. f. klin. Med. Bd. 18, S. 379. 1891.
Mantegazza: Sulle virtu igienische e medicale de la Coca. Ann. univers. di medic. Bd. 167, S. 449. 1859.
Marshall: Zit. nach Meyer und Gottlieb. Berlin 1921. S. 145.
Marx: Beitrag zur Psychologie der Cocainomanie. Zeitschr. f. d. ges. Neurol. u. Psychiatr. Bd. 80, S. 550. 1923.
Mayer, K.: Entgiftungsversuche. Schweiz. med. Wochenschr. 1922. Nr. 34.
— Zur Therapie der Cocainvergiftung. Schweiz. med. Wochenschr. 1921. Nr. 33.
Mayer - Groß: Selbstschilderung eines Cocainisten. Zeitschr. f. d. ges. Neurol. u. Psychiatr. Bd. 62, S. 222. 1920.
Meister: Cocainism in the army. Military surgeon. Vol. 34, p. 344. 1914.
Meißner: Diskussionsbem. zu dem Vortrage von Joël. Med. Klinik 1923. S. 257.
Meyer, A. W.: Über Intoxikationserscheinungen nach Novocain-Lokalanästhesie beim Menschen. Dtsch. med. Wochenschr. 1919. S. 681.
— Über die sogenannte Totalanästhesie nach intravenöser Injektion von Lokalanästheticis. Arch. f. klin. Chirurg. Bd. 105, S. 170. 1914.
Meyer und Gottlieb: Experimentelle Pharmakologie. Berlin und Wien 1921.
Montalti: Zit. bei Falk: Therap. Monatsh. 1890. S. 512.
Moreno y Maiz: Thèse de Paris 1868. Zit. bei Anrep: Pflügers Arch. f. d. ges. Physiol. Bd. 21, S. 381. 1880.
Morselli: Rif. med. 1890. p. 519.
Mosso: Über die physiologische Wirkung des Cocains. Arch. f. exp. Pathol. u. Pharmakol. Bd. 23, S. 153. 1887.
— Über die physiologische Wirkung des Cocains. Pflügers Arch. f. d. ges. Physiol. Bd. 47, S. 553. 1890.
Mueller, F. H.: Trivalin. Dtsch. med. Wochenschr. 1918. S. 380.
Natansohn: Med. Journ. Bd. 1, Nr. 67. 1921. Moskau (russisch).
Neutra: Krankenvorstellung. Ges. d. Ärzte, Wien. Wien. klin. Wochenschr. 1919. S. 1217.
Niemann und Lossen: Vierteljahrsschr. f. angew. Pharm. Bd. 9, S. 489. 1860.
Obersteiner: Cocainismus und Morphinismus. Wien. med. Wochenschr. 1888. Nr. 19.
Oppe: Cocainschnupfer. Ärztl. Sachverst.-Zeit. Bd. 29, S. 1. 1923.
Pfyl: Dopen. Berlin 1923.
Pilz: Über den Einfluß verschiedener Gifte auf die Totenstarre. Inaug.-Diss. Königsberg. 1901.
Popp: Über den Nachweis von Cocain und Novocain in Leichenteilen. Chemiker-Zeit. 1922. S. 1004.
Poulsson: Beiträge zur Kenntnis der pharmakologischen Gruppe des Cocains. Arch. f. exp. Pathol. u. Pharmakol. Bd. 27, S. 301. 1890.
— Handb. d. exp. Pharmakol. Bd. 2, S. 1, 103. 1921.
Pulay: Beobachtungen über Cocainmißbrauch. Med. Klinik 1922. S. 399.
Rehwald: Das internationale Opiumabkommen. Pharmazeut. Zeit. 1923. Nr. 42.
Rifatwachdani: Das Schicksal des Cocains und Ekgonins im Organismus. Biochem. Zeitschr. Bd. 54, S. 83. 1913.
Rost: Organische Gifte (Alkaloide usw.) in Spez. Pathol. u. Therap. inn. Krankh. (Kraus - Brugsch), Berlin 1923.
— Diskussionsbem. z. d. Vortr. v. Joël. Med. Klinik 1923. S. 257.
— Die narkotischen Genußmittel und der Mensch. Berl. Tagebl. 1921. Nr. 207.
Rossier: Zit. nach Vallon und Bessière: l. c. 140.
Ruprecht: Ungiftige Schleimhautanästhesie. Monatsschr. f. Ohrenheilk. u. Laryngo-Rhinol. Bd. 45, S. 1329. 1911.
Saury: Du cocainisme. Ann. méd.-psychol. Tom. 9, p. 439. 1889.
— — Arch. de neurol. Bd. 20, S. 272. 1890.
Schabelitz: Experimente und Selbstbeobachtungen im Bromismus. Zeitschr. f. d. ges. Neurol. u. Psychiatr. Bd. 28, S. 1. 1914.
Schilling: Cocainvergiftung und Gegengifte. Ärztl. Intelligenzblatt 1885. Nr. 52.
Schröder: Handb. d. Psychiatr. Abt. III. 1. Hälfte, S. 163.

Schroff: Vorläufige Mitteilung über Cocain. Schmidts Jahrb. Bd. 116, S. 299. 1862.
Schultze: Psychiatrie und Strafrechtsreform. Berlin 1922.
Seifert: Nebenwirkungen der modernen Arzneimittel. Leipzig 1923.
Serko: Im Meskalinrausch. Jahrb. f. Psychiatr. u. Neurol. Bd. 31, S. 355. 1913.
Slayter: Ein Fall von Cocain-Vergiftung. Dtsch. Med. Zeit. 1888. S. 1117.
Smidt und Rank: Über die Bedeutung des Cocains bei der Morphiumentziehung. Berlin.
    klin. Wochenschr. 1885. S. 592.
Straub: Über Cocainismus. Frankfurt. Zeit. 1919. Nr. 462.
Tatum: A study of the action of cocaine. Journ. of pharmacol.a. exp. therapeut. Vol.16,
    p. 109. 1920.
Thomsen: Zur Kasuistik der kombinierten Morphin-Cocainpsychosen. Charité-Ann.
    Bd. 12, S. 404. 1887.
Tobias und Kroner: Zur Frage der Cocainidiosynkrasie. Berlin. klin. Wochenschr. 1918.
    S. 163.
Tschudi: Peru, Reiseskizzen aus den Jahren 1838—1842. St. Gallen 1846.
Tumass: Über die Wirkung des salzsauren Cocains auf die psychomotorischen Zentren.
    Arch. f. exp. Pathol. u. Pharmakol. Bd. 22, S. 107. 1887.
Ury: Über Cocainempfindlichkeit und deren Beziehung zur Adrenalinsekretion in den
    verschiedenen Phasen des weiblichen Geschlechtslebens. Zeitschr. f. Geburtsh.
    u. Gynäkol. Bd. 69, S. 621. 1911.
Vallon und Bessière: Les troubles mentaux d'origine cocainique. Encéphale 1914.
    p. 136.
Wallé: Aphoristische Mitteilungen über Gegengifte der Opiate mit besonderer Berück-
    sichtigung des Cocains. Dtsch. Med. Zeit. 1885. 25.
Wiechowski: Über das Schicksal des Cocains und Atropins im Tierkörper. Arch. f. exp.
    Pathol. u. Pharmakol. Bd. 46, S. 155. 1901.
Williams: Med. Record. Tom. 89. 1914. Zit. bei Friedländer: l. c.
Wohlgemuth: Über Glucuronsäurebildung beim Menschen. Berlin. klin. Wochenschr.
    1904. S. 1084.
Zeemann: Über Verstärkung der Cocainwirkung durch hypertonische Traubenzucker-
    lösung. Wien. klin. Wochenschr. 1922. S. 394.

Sachverzeichnis.

Die chemischen und physikalischen Prüfungsmethoden des Deutschen Arzneibuches. 5. Ausgabe. Aus dem Laboratorium der Handelsgesellschaft Deutscher Apotheker. Von Dr. **J. Herzog** und **A. Hanner**. Zweite, völlig umgearbeitete und vermehrte Auflage. Mit 10 Textabbildungen. (IV u. 425 S.) 1924.
14 Goldmark / 3,35 Dollar

Handbuch der experimentellen Pharmakologie. Bearbeitet von zahlreichen Fachgelehrten. Herausgegeben von **A. Heffter**, Professor der Pharmakologie an der Universität Berlin. In drei Bänden.
Zunächst sind erschienen:
Erster Band. Mit 127 Textabbildungen und 2 farbigen Tafeln. (III u. 129 S.) 1923.
48 Goldmark / 11,45 Dollar
Zweiter Band. 1. Hälfte. Mit 98 Textabbildungen. (598 S.) 1920.
21 Goldmark / 5 Dollar
Zweiter Band, 2. Hälfte. Mit etwa 184 zum Teil farbigen Textabbildungen.
Erscheint im Sommer 1924
Dritter Band.
In Vorbereitung

Psychiatrie und Strafrechtsreform. Von Professor Dr. **Ernst Schultze**, Geh. Medizinalrat, Direktor der Universitäts-Nervenklinik Göttingen. (Sonderabdruck aus dem Archiv für Psychiatrie Bd. 66.) (II u. 111 S.) 1922.
1.20 Goldmark / 0,30 Dollar

Soziale Medizin. Ein Lehrbuch für Ärzte, Studierende, Medizinal- und Verwaltungsbeamte, Sozialpolitiker, Behörden und Kommunen. Von Dr. med. **Walther Ewald**, Privatdozent der sozialen Medizin an der Akademie f. Sozial- und Handelswissenschaften in Frankfurt a. M., Stadtarzt in Bremerhaven.
I. Band: **Bekämpfung der Seuchen und der allgemeinen Sterblichkeit.** Mit 76 Textfiguren und 5 Karten. (XI u. 592 S.) 1911.
18 Goldmark / 4,30 Dollar
II. Band: **Soziale Medizin und Reichsversicherung.** Mit 75 Textfiguren. (XII u. 702 S.) 1914.
26 Goldmark / 6,25 Dollar

Sozialärztliches Praktikum. Ein Leitfaden für Verwaltungsmediziner, Kreiskommunalärzte, Schulärzte, Säuglingsärzte, Armen- und Kassenärzte. Unter Mitarbeit von Fachleuten herausgegeben von Professor Dr. med. **A. Gottstein**, Ministerialdirektor der Medizinalabteilung im preußischen Ministerium für Volkswohlfahrt, und Dr. med. **G. Tugendreich**, Abteilungsvorsteher im Medizinalamt der Stadt Berlin. Zweite, vermehrte und verbesserte Auflage. Mit 6 Textabbildungen. (X u. 496 S.) 1921.
10 Goldmark / 2,40 Dollar

Soziale Pathologie. Versuch einer Lehre von den sozialen Beziehungen der Krankheiten als Grundlage der sozialen Hygiene. Von Professor Dr. med. **Alfred Grotjahn**. Dritte, neubearbeitete Auflage. Mit Beiträgen von Sanitätsrat Dr. med. C. Hamburger, Dr. med. et rer. pol. R. Lewinsohn, Sanitätsrat Dr. med. A. Peyser, Dr. med. W. Salomon und Dr. med. G. Wolff. (VIII u. 536 S.) 1923.
18,50 Goldmark; gebunden 21 Goldmark / 4,50 Dollar; gebunden 5 Dollar

Gerichtsärztliche Untersuchungen. Ein Leitfaden für Mediziner und Juristen. Von Dr. **Otto Leers**, Gerichtsarzt in Essen a. d. Ruhr. (XV u. 162 S.) 1913.
Gebunden 5 Goldmark / Gebunden 1,20 Dollar

Die forensische Blutuntersuchung. Ein Leitfaden für Studierende, beamtete und sachverständige Ärzte und Kriminalisten. Von Dr. **Otto Leers**, Assistent der Unterrichtsanstalt für Staatsarzneikunde an der Universität Berlin. Mit 30 Figuren im Text und 3 Tafeln. (XI u. 214 S.) 1910.
6 Goldmark; gebunden 6,80 Goldmark / 1,45 Dollar; gebunden 1,65 Dollar